Paleo Koken voor Beginners
Terug naar de Natuurlijke Smaak

Emma De Vries

Inhoud

Kalkoenfilet gevuld met pesto en rucolasalade 8
Pittige Kalkoenfilet Met Kersen BBQ Saus 10
Kalkoenfilet gedrenkt in wijn 12
Gebakken kalkoenfilet met sjalotjes en scampi's 15
Geroosterde kalkoendijen met groenten 17
Gekruide kalkoenbagel met uientomatensaus en een plakje gegrilde kool 19
Turkoois 21
Bouillon van kippenbotten 23
Blauwe Harris-zalm 26
Zalm 26
in Harris 26
Zonnebloempitten met kruiden 26
salade 26
Salade van gegrilde artisjokharten met zalm 30
Snel Gegrilde Chili Zalm Met Salsa Van Groene Tomaten 32
Zalm 32
groene tomatensalsa 32
Gegrilde zalm en asperges en papillote met citroen-hazelnootsaus 35
Gekruide zalm met appel- en champignonsaus 37
Sole en papillote julienne met groenten 40
Rucola Pesto Viskoekjes Met Gerookt Citroenijs 42
Bodem met amandelkorst 44
Gegrilde kabeljauw en courgette met pittige mangosaus 46
Stoofpotje van kabeljauw met Riesling en tomaten gevuld met pesto 48
De kabeljauw wordt bestrooid met pistachenoten gewikkeld in geplette zoete aardappel 50
Tangerine kabeljauw met rozemarijn en gegrilde broccoli 52
Kabeljauwcurrysalade met ingelegde radijzen 54
Gegrilde kabeljauw met citroen en dille 56
Red snapper met remoulade en Cajun-tomaten en okra 58
Tonijn Pavé Met Dragon En Boter-Citroen Aïlo 60
Strook lage tajine 63

Zalm Met Knoflook Garnalensaus Met Broccoli Sofrito 65
zeevruchten soep 67
Klassieke garnaalceviche 69
Spinazie garnalensalade met kokoswater 72
Tropische Garnalen en Jacobsschelp Ceviche 74
Jamaicaanse garnalen in avocado-olie 76
Garnalen Scampi Met Spinazie En Radijs 77
Krabsalade met avocado, pompelmoes en boontjes 79
Cajun kreeftenstaartsoep met dragon ailo 81
Gebakken mosselen met kurkuma knoflook 83
aardappelen met gele radijs 83
Saffraan aioli 83
Jongen 83
Gebakken coquilles met rode biet 86
Gegrilde coquilles met salsa van komkommer en dille 89
Gebakken coquilles met tomatensaus, olijfolie en kruiden 92
Sint-jakobsschelpen en saus 92
salade 92
Gegrilde Bloemkool Met Dille En Uien 94
Dikke auberginesaus met spaghettipompoen 96
Portobello Gevulde Champignons 98
Geroosterde radicchio 100
Gegrilde dille met sinaasappelazijn 101
Savooiekool Punjabi-stijl 104
Kaneel Gebakken Pompoen 106
Gebakken asperges met gepocheerde eieren en pecannoten 107
Slablaadjes met radijs, mango en munt 109
Rolletje gegrilde kool met dille en citroen 110
Gebakken Kool Met Sinaasappel-Balsamico Kikkererwten 111
Gestoofde kool met dillecrème en geroosterde walnoten 112
Gegrilde Sesam Gefrituurde Mosterdblaadjes 113
Gerookte Ribbetjes Met Appel Mosterdsaus 114
ribben 114
saus 114
BBQ country style spareribs met verse ananas 117

pittige varkensgoulash 119
Goulash 119
Kool 119
Marinara Italiaanse Worst Ballen Met Dille En Gehakte Uien 121
Gehaktballen 121
Jachthaven 121
Pompoenboot gevuld met varkensvlees met basilicum en pijnboompitten 123
Een kom curry "noedels" met varkensvlees en ananas met kokosmelk en groenten
.... 125
Pittige Gegrilde Ribbetjes Met Pittige Komkommersalade 127
Pizza met courgettekorst met zongedroogde tomatensaus, paprika en salami 129
Koriander-gerookte lamsschenkel met gegrilde asperges 132
Gesmolten lamsvlees 134
Lamsstoofpotje met bleekselderijnoedels 136
Franse lamskotelet met granaatappelsaus 138
chilisaus 138
lamskotelet 138
Chimichurri lamskoteletjes met geroosterde radijssalade 140
Gepaneerde ansjovis en lamskoteletjes met wortel-zoete aardappelsaus 142
Lamskotelet met sjalotten, munt en oregano 144
Lam 144
salade 144
Broodje Lamsvlees Gevuld Met Rode Paprika 146
Coulis van rode paprika 146
Hamburgers 146
Dubbel lamsvlees met oregano tzatziki saus 149
lams spiesje 149
Tzatziki-saus 149
Gegrilde kip met saffraan en citroen 151
Kipspiesjes met tahoe 153
Kip 153
koolsalade 153
Gebakken kip met wodka, wortel en ketchup 156
Geroosterde Kip En Rutabaga Friet 158
Coq au Vin drie champignons met bieslookpuree en koolraap 160

Geglazuurde dijen met perzikbrandewijn 163
perzik brandewijn glazuur 163
Mangosalade, meloen, kip, chili 165
Kip   165
salade 165
Tandoori kippenpootjes met komkommerreepjes 168
Kip   168
gestreepte komkommer 168
Kip kerrie stamppot met groenten, asperges en groene appel met munt 170
Gegrilde Kip Paillard Salade Met Frambozen, Bieten En Gegrilde Amandelen 172
Kipfilet gevuld met broccoli met verse tomatensaus en Caesarsalade 175
Gegrilde Kip Shoarma Met Pittige Groenten En Pijnboompittensaus 177
Gebakken kipfilet met champignons, bloemkool, geperste knoflook en gegrilde asperges 179
Thaise kippensoep 181
Gegrilde kip met citroenbasilicum en salade 183
Kip met uien, waterkers en radijs 186
Kip tikka masala 188
Kippendijen Ras el Hanout 191
Adobo Kippendijen met Carambola Gestoofde Morning Glory 193
Kip Poblano Tacos Met Chipotle Mayonaise 195
Stoofpotje van kip met paksoi en worteltjes 197
Rolletje kipsalade met cashewsaus en chilipoeder 199
Vietnamese kip met kokos en citroengras 201
Salade van gegrilde kip en appel 204
Toscaanse kippensoep met koolreepjes 206
kippen larven 208
Kipburger met Szechwan cashewsaus 210
Sichuan Cashewsaus 210
Verpakte kalkoen 212
Spaanse Cornish-kippen 214
Pistache geroosterde kippen uit Cornwall met rucola, abrikozen en dille 216

KALKOENFILET GEVULD MET PESTO EN RUCOLASALADE

VOORBEREIDING: 30 minuten Koken: 1 uur 30 minuten Rusten: 20 minuten Bereiding: 6 porties

DIT IS VOOR LIEFHEBBERS VAN WIT VLEESDAAR - KALKOENFILET MET EEN KROKANT KORSTJE, GEVULD MET ZONGEDROOGDE TOMATEN, BASILICUM EN MEDITERRANE KRUIDEN. RESTJES MAKEN EEN GEWELDIGE LUNCH.

- 1 kop zongedroogde tomaten (zonder olie)
- 1 kalkoenfilet zonder bot, 4 pond, met vel
- 3 theelepels mediterrane kruiden (zie recept)
- 1 kopje losjes verpakte verse basilicumblaadjes
- 1 eetlepel olijfolie
- baby rucola 8 oz
- 3 grote tomaten, gehalveerd en in plakjes
- ¼ kopje olijfolie
- 2 eetlepels rode wijnazijn
- zwarte pepers
- 1½ kopje basilicum (zie recept)

1. Verwarm de oven voor op 375°F. Giet voldoende kokend water in een kleine kom om de zongedroogde tomaten te bedekken. Laat 5 minuten staan; uitlekken en in kleine stukjes snijden.

2. Leg de kalkoenfilet met de huid naar beneden op een groot stuk plasticfolie. Leg nog een laag vershoudfolie over de kalkoen. Gebruik de platte kant van een vleeshamer om zachtjes op het borststuk te slaan tot het ongeveer ¾ inch dik is. Verwijder de plastic kap. Bestrooi het vlees met 1½ theelepel Mediterrane kruiden. Leg de tomaten en

basilicumblaadjes erop. Vouw de kalkoenfilet voorzichtig dicht en laat de buitenste schil intact. Zet de grill in vier tot zes standen vast met 100% katoenen keukentouw. Besprenkel met 1 eetlepel olijfolie. Strooi de resterende 1½ theelepel mediterrane kruiden over de ovenschaal.

3. Leg het gebraad op het rooster in een ondiepe schaal, met het vel naar boven. Bak gedurende 1,5 uur onafgedekt of tot een direct afleesbare thermometer in de buurt van het midden 165 ° F registreert en de korst goudbruin en krokant is. Haal de kalkoen uit de oven. Dek losjes af met folie; Laat 20 minuten staan alvorens te snijden.

4. Meng voor de rucolasalade de rucola, tomaten, ¼ kopje olijfolie, azijn en peper naar smaak in een grote kom. Verwijder het touw van het gebraad. Snijd de kalkoen in dunne plakjes. Geserveerd met rucola en basilicumsaus.

PITTIGE KALKOENFILET MET KERSEN BBQ SAUS

VOORBEREIDING: 15 minuten Koken: 1 uur 15 minuten Rusten: 45 minuten Bereiding: 6-8 porties

HET IS EEN GOED RECEPTSERVEER EEN MENIGTE BIJ DE BARBECUE IN DE ACHTERTUIN ALS JE IETS ANDERS WILT DOEN MET JE HAMBURGERS. SERVEER MET EEN FRISSE SALADE, ZOALS EEN KNAPPERIGE BROCCOLISALADE (ZIE<u>RECEPT</u>) OF GEHAKTE SPRUITJESSALADE (ZIE<u>RECEPT</u>).

1 kalkoenfilet met bot, 4 tot 5 kg

3 eetlepels gerookte kruiden (zie<u>recept</u>)

2 eetlepels vers citroensap

3 eetlepels olijfolie

1 glas droge witte wijn zoals Sauvignon Blanc

1 kopje verse of bevroren ongezoete Bing-kersen, ontpit en fijngehakt

⅓ kopje water

1 kopje BBQ-saus (zie<u>recept</u>)

1. Laat de kalkoenfilet 30 minuten op kamertemperatuur komen. Verwarm de oven voor op 325°F. Leg de kalkoenfilet met het vel naar boven op een bakrooster.

2. Meng in een kleine kom de rookkruiden, het citroensap en de olijfolie tot een pasta. Verwijder de schil van de pulp; Verdeel voorzichtig de helft van het mengsel onder het vlees. Breng het resterende mengsel gelijkmatig aan op de huid. Schenk de wijn op de bodem van de ovenschaal.

3. Bak gedurende 1,5 tot 1,5 uur, of tot de korst goudbruin is en een thermometer in het midden van de ovenschaal (zonder het bot aan te raken) 170°F aangeeft wanneer u

de bakplaat halverwege draait. kooktijd. Laat 15-30 minuten staan voordat je gaat branden.

4. Combineer ondertussen voor de Cherry BBQ Sauce kersen en water in een middelgrote pan. Ketel; hypothermie. Laat 5 minuten sudderen. Roer de barbecuesaus erdoor; 5 minuten sudderen. Serveer warm of op kamertemperatuur bij de kalkoen.

KALKOENFILET GEDRENKT IN WIJN

VOORBEREIDING: 30 minuten Koken: 35 minuten Bereiding: 4 porties

MAAK EEN GEBAKKEN KALKOENDE COMBINATIE VAN WIJN, TOMATENBLOKJES, KIPPENBOUILLON, VERSE KRUIDEN EN GEPLETTE RODE PEPERS ZORGT VOOR EEN HEERLIJKE SMAAK. SERVEER DIT STOOFPOTJE IN ONDIEPE KOMMEN MET GROTE LEPELS ZODAT ELKE HAP VERANDERT IN EEN HEERLIJKE BOUILLON.

2 kalkoenfilets, 8-12 oz, in stukjes van 1 inch gesneden

2 eetlepels ongezouten gevogeltekruiden

2 eetlepels olijfolie

6 teentjes knoflook, fijngehakt (1 el)

1 kop gesnipperde ui

½ kopje gehakte selderij

6 Roma-tomaten, ontpit en in stukjes gesneden (ongeveer 3 kopjes)

½ kopje droge witte wijn, zoals Sauvignon Blanc

½ kopje kippenbouillon (zie recept) of ongezouten kippenbouillon

½ theelepel gehakte verse rozemarijn

¼ theelepel gemalen rode peper

½ kopje gehakte verse basilicumblaadjes

½ kopje gehakte verse peterselie

1. Doe de stukjes kalkoen in een grote kom met de gevogeltekruiden. Verhit 1 eetlepel olijfolie in een grote koekenpan met anti-aanbaklaag op middelhoog vuur. Bak elke portie kalkoen in hete olie tot ze aan alle kanten bruin is. (De kalkoen hoeft niet gekookt te worden.) Leg op een bord en houd warm.

2. Voeg de resterende eetlepel olijfolie toe aan de pan. Verhoog het vuur tot middelhoog. Voeg knoflook toe;

Kook en roer gedurende 1 minuut. Voeg ui en selderij toe; Breng aan de kook en roer gedurende 5 minuten. Voeg kalkoen- en pan-sappen, tomaten, wijn, kippenbouillon, rozemarijnblaadjes en geplette rode peper toe. Zet het vuur laag tot medium laag. Dek af en kook gedurende 20 minuten, af en toe roerend. Basilicum en peterselie toevoegen. Dek af en kook nog eens 5 minuten of tot de kalkoen niet meer roze is.

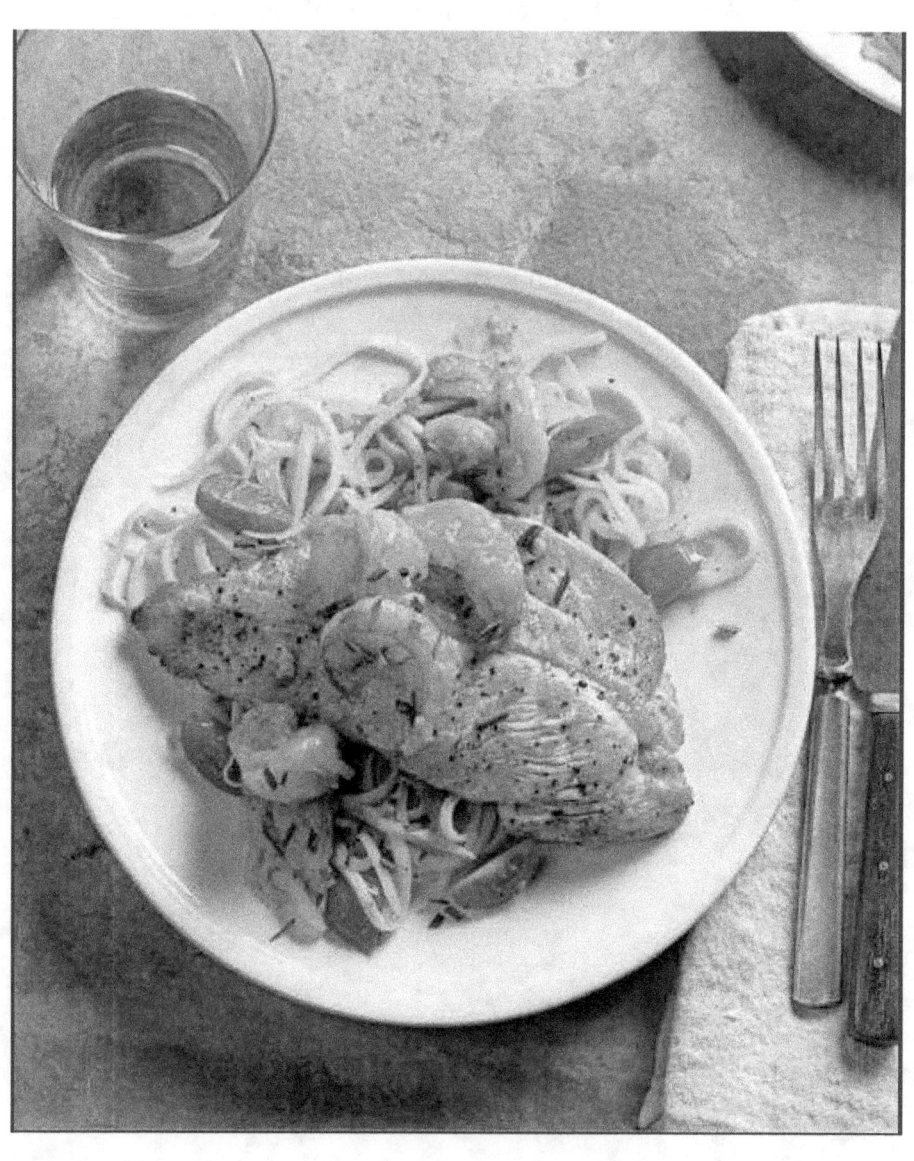

GEBAKKEN KALKOENFILET MET SJALOTJES EN SCAMPI'S

VOORBEREIDING:30 minuten Koken: 15 minuten Bereiding: 4 portiesAFBEELDING

SNIJD DE KALKOENFILETHORIZONTAAL ZO GELIJKMATIG MOGELIJK, DRUK ZACHTJES NAAR BENEDEN MET DE PALM VAN JE HAND TERWIJL JE HET VLEES MET GELIJKMATIGE KRACHT SNIJDT.

¼ kopje olijfolie

2 kalkoenfilets, 8-12 oz, horizontaal gehalveerd

¼ theelepel versgemalen zwarte peper

3 eetlepels olijfolie

4 teentjes knoflook, fijngehakt

8 ons middelgrote garnalen, gepeld en ontdarmd, staarten verwijderd en in de lengte gehalveerd

¼ kopje droge witte wijn, kippenbouillon (zierecept) of ongezouten kippenbouillon

2 eetlepels gehakte verse bieslook

½ theelepel gehakte citroenschil

1 theelepel vers citroensap

Pompoen-tomatennoedels (zierecept, hieronder) (optioneel)

1. Verhit 1 eetlepel olijfolie in een zeer grote pan op middelhoog vuur. Voeg kalkoen toe aan de koekenpan; bestrooi met peper. Zet het vuur laag tot medium. Bak 12 tot 15 minuten of tot het niet meer roze is en het water helder is (165°F), draaiend tijdens het koken. Haal de kalkoen uit de pan. Dek af met folie om warm te blijven.

2. Verhit voor de saus 3 eetlepels olie in dezelfde koekenpan op middelhoog vuur. Voeg knoflook toe; Kook 30 seconden. Voeg garnalen toe om te roeren; Kook en roer gedurende 1 minuut. Roer de wijn, bieslook en

citroenschil erdoor; Kook en roer nog 1 minuut of tot de garnalen ondoorzichtig zijn. warmteafvoer; vermengd met citroensap. Giet de saus over de stukken kalkoen. Serveer eventueel met pompoen- en tomatennoedels.

Courgette en tomatennoedels: Snij 2 gele courgettes in reepjes met een mandoline of julienne dunschiller. Verhit 1 eetlepel extra vierge olijfolie in een grote koekenpan op middelhoog vuur. Voeg pompoenreepjes toe; kook gedurende 2 minuten. Voeg 1 kopje in vieren gesneden tomaten en ¼ theelepel versgemalen zwarte peper toe; Laat nog 2 minuten koken of tot de pompoen krokant en sappig is.

GEROOSTERDE KALKOENDIJEN MET GROENTEN

VOORBEREIDING: 30 minuten Koken: 1 uur 45 minuten Bereiding: 4 porties

HET IS EEN VAN DE GERECHTENWAT WIL JE DOEN OP EEN KOELE HERFSTMIDDAG ALS JE TIJD HEBT OM ROND EEN KOKEND FORNUIS TE SLENTEREN? ALS LICHAAMSBEWEGING UW EETLUST NIET OPWEKT, ZAL DE AANGENAME GEUR ALS U DOOR DE DEUR LOOPT DAT ZEKER DOEN.

3 eetlepels olijfolie

4 kalkoendijen 20-24 oz

½ theelepel versgemalen zwarte peper

6 teentjes knoflook, gepeld en gehakt

1½ theelepel gemalen komijnzaad

1 theelepel peper, gehakt*

1½ kopje kippenbouillon (zie recept) of ongezouten kippenbouillon

2 takjes verse rozemarijn

2 takjes verse tijm

1 laurierblad

2 grote uien, geschild en in 8 plakjes gesneden

6 grote wortels, geschild en in plakjes van 1 inch gesneden

2 grote radijzen, geschild en in blokjes van 1 inch gesneden

2 middelgrote bieten, geschild en in plakjes van 2,5 cm gesneden**

1 bleekselderij, geschild en in stukjes van 1 cm gesneden

1. Verwarm de oven voor op 350°F. Verhit de olijfolie in een grote koekenpan op middelhoog vuur tot het glinstert. Voeg 2 kalkoenpoten toe. Bak ongeveer 8 minuten of tot de dijen bruin, aan alle kanten krokant en bruin zijn. Leg de kalkoendijen op een bord; Herhaal met de resterende 2 kalkoenpoten. De rand.

2. Voeg de peper, knoflook, komijn en peper toe aan de koekenpan. Kook en roer op middelhoog vuur gedurende 1-2 minuten of tot geurig. Combineer kippenbouillon, rozemarijn, tijm en laurier. Breng al roerend aan de kook om eventuele bruine vlokken van de bodem van de pan te verwijderen. Haal de pan van het vuur en zet opzij.

3. Doe de uien, wortelen, radijzen, peterselie en knolselderij in een zeer grote braadpan met goed sluitend deksel. Voeg vloeistof uit vorm toe; gooi de jas weg. Druk de kalkoendijen in het groentemengsel. Sluit het deksel.

4. Bak ongeveer 1 uur en 45 minuten of tot de groenten gaar zijn en de kalkoen gaar is. Serveer de kalkoenpoten en groenten in een grote ondiepe kom. Giet de pan sappen erover.

*Tip: Hak het peper- en komijnzaad fijn en leg de zaadjes op een snijplank. Gebruik de platte kant van een koksmes en oefen lichte druk uit om de zaden te pletten.

**Tip: Snijd eventuele grote stukken aan de bovenkant van de raap af.

GEKRUIDE KALKOENBAGEL MET UIENTOMATENSAUS EN EEN PLAKJE GEGRILDE KOOL

VOORBEREIDING:15 minuten koken: 30 minuten koken: 1 uur 10 minuten wachten: 5 minuten Bereiding: 4 porties

ABSOLUUT EEN KLASSIEK GEHAKTBROOD MET KETCHUPIN HET PALEOMENU, ALS KETCHUP (ZIE<u>RECEPT</u>) BEVAT GEEN TOEGEVOEGD ZOUT OF SUIKER. HIER WORDT KETCHUP GEMENGD MET GEKARAMELISEERDE UIEN, DIE VOOR HET BAKKEN OP DE GEHAKTBALLETJES WORDEN GELEGD.

1½ kg gemalen kalkoen

2 eieren, licht losgeklopt

½ kopje amandelmeel

⅓ kopje gehakte verse peterselie

¼ kopje dun gesneden groene uien (2)

1 el gehakte verse salie of 1 tl gehakte gedroogde salie

1 eetlepel gehakte verse tijm of 1 theelepel gehakte gedroogde tijm

¼ theelepel zwarte peper

2 eetlepels olijfolie

2 zoete uien, gehalveerd en in dunne plakjes gesneden

1 kopje paleoketchup (zie<u>recept</u>)

1 kleine sluitkool, gehalveerd, kern verwijderd en in 8 stukken gesneden

- 1 theelepel gemalen rode peper

1. Verwarm de oven voor op 350°F. Bekleed een grote ovenschaal met bakpapier; aan de kant zetten. Meng in een grote kom gemalen kalkoen, eieren, gemalen amandelen, peterselie, ui, salie, tijm en zwarte peper. Vorm in de voorbereide pan het kalkoenmengsel in stukjes van 20 x 10 cm. Bak gedurende 30 minuten.

2. Verhit ondertussen voor de uienketchup 1 el olijfolie in een grote pan op middelhoog vuur. Voeg uien toe; Bak ongeveer 5 minuten of tot de ui bruin begint te worden, vaak roerend. Zet het vuur laag tot medium-laag; Bak ongeveer 25 minuten of tot ze goudbruin en heel zacht zijn, af en toe roeren. warmteafvoer; Roer paleoketchup erdoor.

3. Giet de uienketchup over de kalkoen. Leg de plakjes kool rond het brood. Besprenkel de kool met de resterende 1 eetlepel olijfolie; bestrooi met gemalen rode peper. Bak ongeveer 40 minuten of tot een thermometer in het midden van het brood 165 ° F aangeeft, schep de gekarameliseerde uienketchup erover en draai na 20 minuten om. Laat de kalkoen 5-10 minuten rusten voordat je hem aansnijdt.

4. Serveer de kalkoen met de resterende koolpartjes en gekarameliseerde uienketchup.

TURKOOIS

VOORBEREIDING: 20 minuten Koken: 8 minuten Koken: 16 minuten Voor: 4 porties

BIJGERECHTEN VOOR DEZE PITTIGE MEXICAANSE SOEPNIET ALLEEN VERSIERINGEN. DE KORIANDER VOEGT EEN UITGESPROKEN SMAAK TOE, DE BOTER VOEGT ROMIGHEID TOE EN DE GEROOSTERDE POMPOENPITTEN VOEGEN EEN LEKKERE CRUNCH TOE.

8 verse tomaten
1¼ tot 1½ kg kalkoengehakt
1 rode peper, zonder zaadjes en fijngehakt
½ kopje gesnipperde ui (1 medium)
6 teentjes knoflook, fijngehakt (1 el)
1 eetlepel Mexicaanse kruiden (zie recept)
2 kopjes kippenbouillon (zie recept) of ongezouten kippenbouillon
1 blik 14,5 oz geroosterde tomaten, ongezouten, ongedroogd
1 jalapeño- of serranopeper, zonder zaadjes en fijngehakt (zie advies)
1 middelgrote avocado, gehalveerd, geschild, ontpit en in dunne plakjes gesneden
¼ kopje ongezouten pompoenpitten, geroosterd (zie advies)
¼ kopje gehakte verse koriander
een schijfje citroen

1. Verwarm de kip. Schil de tomaat en gooi deze weg. Was de tomaten en halveer ze. Leg de tomatenhelften op het onverwarmde rek van de grillpan. Bak 4 tot 5 inch uit elkaar gedurende 8 tot 10 minuten of tot ze licht verkoold zijn en draai ze halverwege het koken om. Laat iets afkoelen in de vorm op een rooster.

2. Bak ondertussen in een grote koekenpan op middelhoog vuur kalkoen, paprika en uien gedurende 5-10 minuten of tot de kalkoen bruin is en de groenten zacht zijn. Roer met

een houten lepel. het vlees als het gaar is. Vet indien nodig verwijderen. Voeg knoflook en Mexicaanse kruiden toe. Kook en roer nog 1 minuut.

3. Combineer in een blender ongeveer 2/3 van de verbrande tomaten en 1 kopje kippenbouillon. Dek af en mix tot een gladde massa. Voeg toe aan het kalkoenmengsel in de koekenpan. Roer 1 kopje resterende kippenbouillon, zongedroogde tomaten en paprika erdoor. Hak de resterende tomaten fijn; Voeg toe aan het kalkoenmengsel. Ketel; hypothermie. Dek af en kook op laag vuur gedurende 10 minuten.

4. Schenk de soep voor het serveren in een ondiepe kom. Voeg boter, pompoenpitten en koriander toe. Bestrooi de soep met citroen.

BOUILLON VAN KIPPENBOTTEN

VOORBEREIDING: 15 minuten Koken: 30 minuten Koken: 4 uur Koelen: 's nachts Brouwen: ca. 10 kopjes

VOOR DE MEEST VERSE, LEKKERSTE EN HOOGSTE SMAAKVOEDINGSWAARDE - GEBRUIK ZELFGEMAAKTE KIPPENBOUILLON IN UW RECEPTEN. (HET BEVAT OOK GEEN ZOUT, CONSERVEERMIDDELEN OF ADDITIEVEN.) HET ROOSTEREN VAN DE BOTTEN VOOR HET KOKEN VERBETERT DE SMAAK. DOOR DE BOTTEN LANGZAAM IN VLOEISTOF TE KOKEN, VOEGEN ZE MINERALEN ZOALS CALCIUM, FOSFOR, MAGNESIUM EN KALIUM TOE AAN DE BOUILLON. DE ONDERSTAANDE SLOWCOOKER-VARIATIES MAKEN HET SUPERGEMAKKELIJK. VRIES HET IN IN BAKJES VOOR 2 EN 4 KOPJES EN ONTDOOI ALLEEN WAT JE NODIG HEBT.

2 kg kippenvleugels en terug

4 wortelen, in stukjes

2 grote preien, alleen wit en lichtgroen, in dunne plakjes gesneden

2 stengels bleekselderij met bladeren, fijngehakt

1 radijs, grof gesneden

6 grote takjes Italiaanse peterselie (platte bladeren)

6 takjes verse tijm

4 teentjes knoflook, glas

2 theelepels volkoren zwarte peper

2 kruidnagels

Koud water

1. Verwarm de oven voor op 425°F. Leg de kippenvleugels en terug op een grote bakplaat; Bak gedurende 30 tot 35 minuten of tot ze goudbruin zijn.

2. Breng de voorbereide stukjes kip en de gebruinde stukken over in een grote pan op de bakplaat. Voeg wortelen, prei, selderij, peterselie, dille, tijm, knoflook, paprika en kruidnagel toe. Giet voldoende koud water (ongeveer 12 kopjes) in een grote pan om de kip en groenten te bedekken. Breng aan de kook op middelhoog vuur; Zet het vuur zo dat de bouillon heel zachtjes pruttelt en de bubbels boven het water drijven. Dek af en kook op laag vuur gedurende 4 uur.

3. Zeef de hete bouillon door een grote zeef bekleed met twee lagen vochtige 100% katoenen kaasdoek. Vaste stoffen verwijderen. Dek de bouillon af en zet een nacht in de koelkast. Ontvet de bouillon en gooi deze weg voor het opdienen.

Advies. Om bouillon te maken (optioneel), combineer 1 eiwit, 1 geraspte eierschaal en ¼ kopje koud water in een kleine kom. Roer het gezeefde bouillonmengsel door de pan. Kook opnieuw. warmteafvoer; laat 5 minuten staan. Zeef de hete bouillon door een zeef bekleed met twee lagen nieuw 100% katoenen linnen. Voor gebruik laten afkoelen en ontvetten.

Instructies voor de slowcooker: Bereid zoals aangegeven, behalve stap 2, plaats de ingrediënten in de slowcooker van 5-6 liter. Dek af en kook op laag vuur gedurende 12 tot 14 uur. Ga verder zoals beschreven in stap 3. Voor ongeveer 10 kopjes.

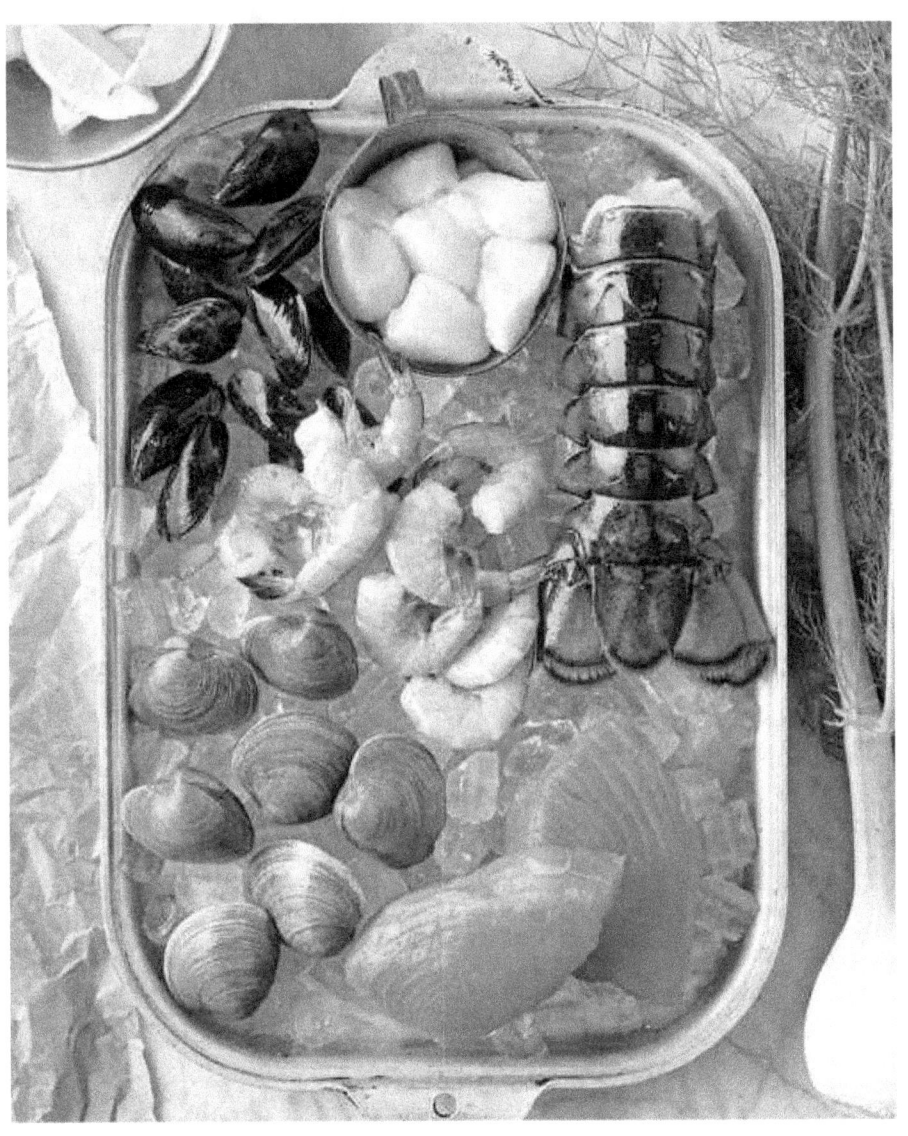

BLAUWE HARRIS-ZALM

VOORBEREIDING:25 minuten Kooktijd: 10 minuten Kooktijd: 8 minuten Bereiding: 4 porties<u>AFBEELDING</u>

ER WERD EEN STANDAARD DUNSCHILLER GEBRUIKTRAUWE ASPERGES IN DUNNE REEPJES GESNEDEN VOOR SALADE. GIET OVER LICHTE CITRUSAZIJN (ZIE<u>RECEPT</u>) EN MET GEROOSTERDE EN GEROOKTE ZONNEBLOEMPITTEN IS HET EEN VERFRISSENDE TEGENHANGER VAN ZALMSAUS EN PITTIGE GROENE KRUIDEN.

ZALM
4 verse of bevroren zalmfilets zonder vel, met een gewicht van 6 tot 8 ons, ongeveer 2,5 cm dik

Olijfolie

IN HARRIS
1½ theelepel dille

1½ theelepel korianderzaad

1 kopje stevig verpakte verse peterselieblaadjes

1 kop gehakte verse koriander (bladeren en stelen)

2 jalapeno's, zonder zaadjes en fijngehakt (zie<u>advies</u>)

1 ui, gesnipperd

2 teentjes knoflook

1 theelepel gehakte citroenschil

2 eetlepels vers citroensap

⅓ kopje olijfolie

ZONNEBLOEMPITTEN MET KRUIDEN
⅓ kopje rauwe zonnebloempitten

1 theelepel olijfolie

1 theelepel rookaroma (zie<u>recept</u>)

SALADE
12 grote aspergestengels, bijgesneden (ongeveer 1 pond)

⅓ kopje heldere citrusvinaigrette (zie recept)

1. Ontdooi ingevroren vis; afdrogen met keukenpapier. Bestrijk beide zijden van de vis lichtjes met olijfolie. De rand.

2. Rooster voor de harissa het komijnzaad en de koriander in een kleine steelpan op middelhoog vuur gedurende 3-4 minuten of tot ze licht geroosterd en geurig zijn. Meng in een keukenmachine het komijnzaad en de geroosterde koriander, peterselie, koriander, jalapeño, knoflook, sjalotten, citroenschil, limoensap en olijfolie. Verwerk tot een gladde massa. De rand.

3. Verwarm de oven voor op 300°F om de zonnebloempittenkruiden te bereiden. Bekleed een bakplaat met bakpapier; aan de kant zetten. Combineer zonnebloempitten en 1 theelepel olijfolie in een kleine kom. Strooi zaden met rokerige kruiden; gooi de jas aan. Verdeel de zonnebloempitten gelijkmatig over het bakpapier. Bak ongeveer 10 minuten of tot ze lichtbruin zijn.

4. Plaats voor een houtskool- of gasgrill de zalm op een ingevette grill direct op middelhoog vuur. Dek af en kook 8 tot 12 minuten of tot de vis uit elkaar valt met een vork, draai halverwege het koken.

5. Gebruik ondertussen een dunschiller en rasp de asperges in lange, dunne reepjes voor de salade. Breng over naar een middelgroot bord of kom. (De speerpunten zullen afbreken naarmate de speer dunner wordt; plaats ze op een bord of kom.) Giet de citrusazijn over de geschoren speren. Strooi de gepekelde zonnebloempitten erover.

6. Leg de varkenshaasjes op elk van de vier serveerschalen; leg groene harissa op elke filet. Geserveerd met een gesneden aspergesalade.

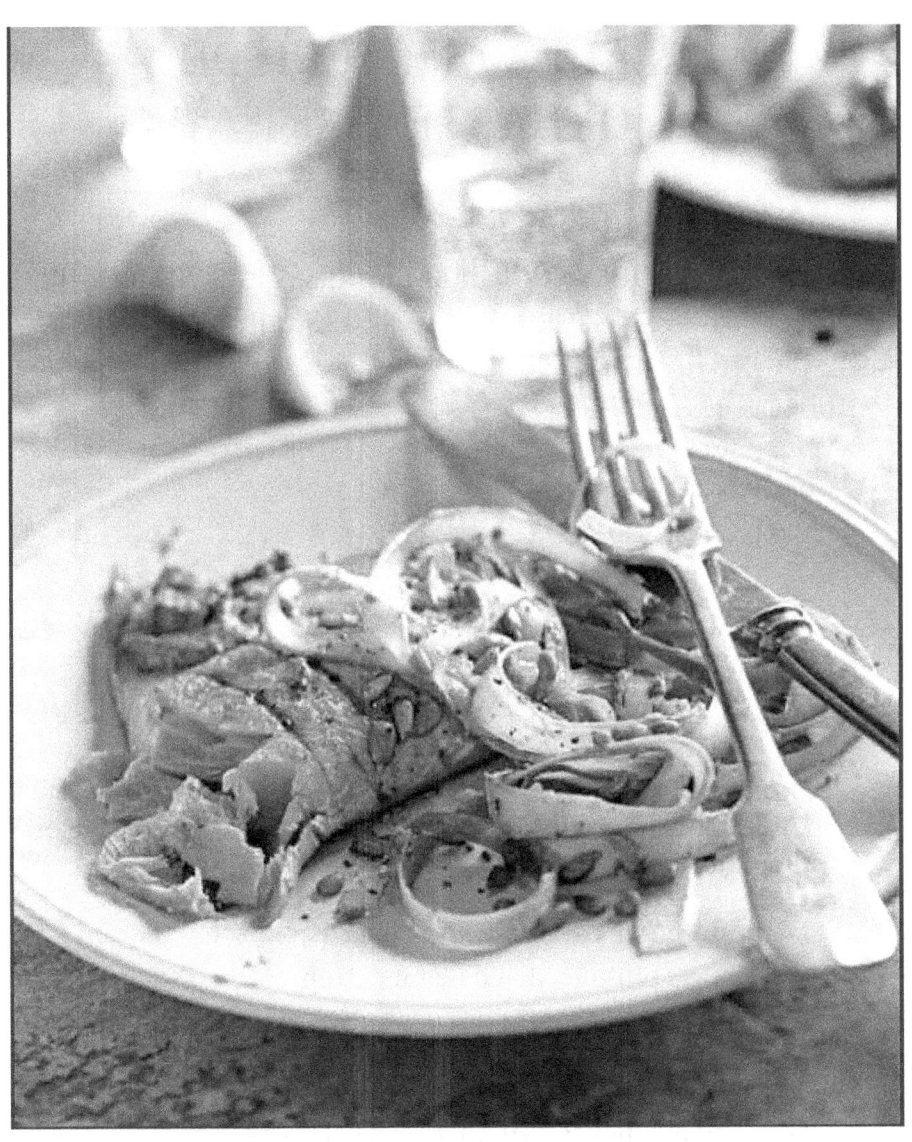

SALADE VAN GEGRILDE ARTISJOKHARTEN MET ZALM

VOORBEREIDING: 20 minuten Koken: 12 minuten Bereiding: 4 porties

VAAK DE BESTE TOOLS VOOR SALADEDRESSINGIS YOUR HAND GOOI MALSE SLA EN GEGRILDE ARTISJOKKEN IN DEZE SALADE MET SCHONE HANDEN.

4 zalmfilets, vers of bevroren, 6 ons
1 pakje (9 oz) bevroren artisjokharten, ontdooid en uitgelekt
5 eetlepels olijfolie
2 eetlepels gehakte bieslook
1 eetlepel gehakte citroenschil
¼ kopje vers citroensap
3 eetlepels gehakte verse oregano
½ theelepel versgemalen zwarte peper
1 eetlepel Mediterrane kruiden (zie recept)
1 pakket 5 oz gemengde salade

1. Ontdooi de vis als de vis bevroren is. Was de vis; afdrogen met keukenpapier. Reserveer de vis.

2. Meng in een middelgrote kom de artisjokharten met 2 eetlepels olijfolie; aan de kant zetten. Meng in een grote kom 2 eetlepels olijfolie, sjalotten, citroenschil, limoensap en oreganoblaadjes; aan de kant zetten.

3. Leg voor een houtskool- of gasbarbecue de artisjokharten op de grill en gril ze direct op middelhoog vuur. Dek af en kook 6 tot 8 minuten of tot ze goudbruin en warm zijn, onder regelmatig roeren. Haal de artisjokken van de grill. Laat 5 minuten afkoelen en voeg dan de artisjokken toe aan het sjalottenmengsel. Peper; gooi de jas weg. De rand.

4. Bestrijk de zalm met de resterende eetlepel olijfolie; Bestrooi met mediterrane kruiden. Leg de zalm op de grill, met de kruiden naar beneden, direct op middelhoog vuur. Dek af en kook 6 tot 8 minuten of tot de vis met een vork uit elkaar valt en draai halverwege het koken voorzichtig om.

5. Doe de salade in een kom met ingemaakte artisjokken; zachtjes in de jas liggen. Serveer de salade met gegrilde zalm.

SNEL GEGRILDE CHILI ZALM MET SALSA VAN GROENE TOMATEN

VOORBEREIDING: 35 minuten Koelen: 2 tot 4 uur Koken: 10 minuten Voor: 4 porties

FLITSFLITS VERWIJST NAAR DE TECHNIEKVERHIT EEN DROGE KOEKENPAN IN DE OVEN OP HOOG VUUR, VOEG DE OLIE TOE EN DE VIS, KIP OF VLEES (SNUIF!) EN MAAK HET GERECHT AF IN DE OVEN. SNEL FRITUREN VERKORT DE KOOKTIJD EN ZORGT VOOR EEN LEKKER KROKANT KORSTJE AAN DE BUITENKANT EN EEN SAPPIGE VULLING AAN DE BINNENKANT.

ZALM
- 4 verse of bevroren zalmfilets, 5 tot 6 oz
- 3 eetlepels olijfolie
- ¼ kopje gehakte ui
- 2 teentjes knoflook, gepeld en fijngehakt
- 1 el koriander
- 1 theelepel dille
- 2 theelepels zoete chilipoeder
- 1 theelepel gedroogde oregano, gehakt
- ¼ theelepel cayennepeper
- ⅓ kopje vers citroensap
- 1 eetlepel gehakte verse salie

GROENE TOMATENSALSA
- 1½ kopjes in blokjes gesneden groene tomaten
- ⅓ kopje gehakte rode ui
- 2 eetlepels gehakte verse koriander
- 1 jalapeño, zonder zaadjes en fijngehakt (zie advies)
- 1 teentje knoflook, fijngehakt
- ½ tl dille
- ¼ theelepel chilipoeder

2-3 eetlepels vers citroensap

1. Ontdooi de vis als de vis bevroren is. Was de vis; afdrogen met keukenpapier. Reserveer de vis.

2. Bereid het chutneymengsel door 1 eetlepel olijfolie, de ui en de knoflook in een kleine steelpan te combineren. Laat 1-2 minuten sudderen of tot geurig. Roer koriander en dille erdoor; Kook en roer gedurende 1 minuut. Combineer paprika, oregano en cayennepeper; Kook en roer gedurende 1 minuut. Voeg citroensap en salie toe; kook en roer ongeveer 3 minuten of tot puree; cool.

3. Verdeel het chilimengsel met je vingers over beide kanten van de ossenhaas. Plaats de vis in een glazen of niet-reactieve container; Dek stevig af met plastic folie. Zet 2 tot 4 uur in de koelkast.

4. Meng ondertussen voor de salsa de tomaten, ui, koriander, jalapeño, knoflook, komijn en chilipoeder in een middelgrote kom. Mengen. Besprenkel met citroensap; gooi de jas weg.

4. Schraap met een rubberen spatel zoveel mogelijk pasta van de zalm. Gooi de pasta weg.

5. Zet een hele grote gietijzeren pan in de oven. Verwarm de oven voor op 500°F. Verwarm de oven voor met een pan.

6. Haal de hete koekenpan uit de oven. Giet 1 eetlepel olijfolie in de pan. Kantel de pan zodat de olie de bodem van de pan bedekt. Leg de ossenhaas in de pan, met het vel naar beneden. Bestrijk de ossenhaas met de resterende eetlepel olijfolie.

7. Bak de zalm ongeveer 10 minuten in de oven of tot de vis begint te schilferen als je hem met een vork proeft. Serveer de vis met de salsa.

GEGRILDE ZALM EN ASPERGES EN PAPILLOTE MET CITROEN-HAZELNOOTSAUS

VOORBEREIDING: 20 minuten Koken: 17 minuten Bereiding: 4 porties

KOKEN "EN PAPILLOTE" BETEKENT SIMPELWEG KOKEN MET PAPIER. HET IS OM VELE REDENEN EEN GEWELDIGE MANIER OM TE KOKEN. VIS EN GROENTEN WORDEN GESTOOMD IN PERKAMENT EN NEMEN SAPPEN, SMAKEN EN VOEDINGSSTOFFEN OP - EN HET IS NIET NODIG OM DAARNA POTTEN EN PANNEN AF TE WASSEN.

4 zalmfilets, vers of bevroren, 6 ons

1 kopje losjes verpakte verse basilicumblaadjes

1 kopje losjes verpakte verse peterselieblaadjes

½ kopje geroosterde hazelnoten*

5 eetlepels olijfolie

1 theelepel gehakte citroenschil

2 eetlepels vers citroensap

1 teentje knoflook, fijngehakt

1 kg fijngesneden asperges

4 eetlepels droge witte wijn

1. Ontdooi zalm als deze bevroren is. Was de vis; afdrogen met keukenpapier. Verwarm de oven voor op 400°F.

2. Meng voor de pestosaus de basilicum, peterselie, hazelnoten, olijfolie, citroenschil, limoensap en knoflook in een blender of keukenmachine. Dek af en mix of mix tot een gladde massa; aan de kant zetten.

3. Knip vier vierkanten van 12 inch uit het perkament. Leg voor elk pakketje een zalmfilet in het midden van een vierkant bakpapier. Leg er 1/4 asperges en 2-3 eetlepels pestosaus op; giet 1 eetlepel wijn. Til de tegenoverliggende zijden van het perkamentpapier op en vouw de vis meerdere keren. Vouw de uiteinden van het perkamentpapier om. Herhaal dit om nog drie pakketten te maken.

4. Bak 17-19 minuten of tot de vis begint te schilferen als je hem met een vork test (test op gaarheid door de verpakking voorzichtig te openen).

*Tip: Verwarm de oven voor op 350°F om de hazelnoten te roosteren. Verdeel de walnoten in een enkele laag in een ondiepe ovenschaal. Bak gedurende 8 tot 10 minuten of tot ze lichtbruin zijn. Roer een keer om gelijkmatig te koken. Laat de noten iets afkoelen. Leg warme walnoten op een schone theedoek; Wrijf met een handdoek om losse huid te verwijderen.

GEKRUIDE ZALM MET APPEL- EN CHAMPIGNONSAUS

VAN BEGIN TOT EIND: 40 minuten voorbereiding: 4 porties

AL DIE ZALMFILETSGEGARNEERD MET GEBAKKEN CHAMPIGNONS, SJALOTTEN EN HELE RODE APPELSCHIJFJES, GESERVEERD OP EEN BORD VERSE GROENE MORNING GLORY, ZAL HET EEN INDRUKWEKKEND GERECHT CREËREN OM GASTEN TE VERMAKEN.

1 1½ pond verse of bevroren hele zalmfilets, zonder vel

1 theelepel fijngemalen venkelzaad*

½ theelepel gedroogde salie, gehakt

½ theelepel koriander

¼ theelepel droge mosterd

¼ theelepel zwarte peper

2 eetlepels olijfolie

1½ kopje verse cremini-champignons, in vieren gesneden

1 middelgrote sjalot, zeer dun gesneden

1 kleine kookappel, in vieren gesneden, klokhuis verwijderd en in dunne plakjes gesneden

¼ kopje droge witte wijn

4 kopjes verse spinazie

Takjes verse salie (optioneel)

1. Ontdooi zalm als deze bevroren is. Verwarm de oven voor op 425°F. Bekleed een grote bakplaat met bakpapier; aan de kant zetten. Was de vis; afdrogen met keukenpapier. Leg de zalm met de huid naar beneden op de voorbereide bakplaat. Meng in een kleine kom het komijnzaad, ½ theelepel gedroogde salie, koriander, mosterd en peper. Strooi gelijkmatig over zalm; wrijf met de vingers.

2. Meet de dikte van de vis. Grill zalm 4 tot 6 minuten tot ½ inch dik of tot vis vlokken met vork.

3. Verhit ondertussen de olijfolie in een grote koekenpan op middelhoog vuur om de pannensaus te maken. Voeg champignons en bieslook toe; Kook 6 tot 8 minuten of tot de champignons zacht zijn en bruin beginnen te worden, af en toe roeren. Appels toevoegen; Dek af en kook en roer nog 4 minuten. Voeg voorzichtig de alcohol toe. Kook onafgedekt gedurende 2-3 minuten of tot de appelschijfjes zacht zijn. Breng het champignonmengsel met een schuimspaan over in een middelgrote kom; deksel om warm te blijven.

4. Kook in dezelfde koekenpan, onder voortdurend roeren, spinazie gedurende 1 minuut of tot spinazie net zacht is. Verdeel de spinazie in vier porties. Snijd de zalmfilet in vier gelijke stukken, snij door de huid, maar niet door. Schep met een grote lepel porties zalm van de huid; Leg op elk bord een portie zalm op de spinazie. Schep het champignonmengsel gelijkmatig over de zalm. Garneer eventueel met verse salie.

*Tip: Plet de komijnzaadjes met een vijzel of een kruidenmolen.

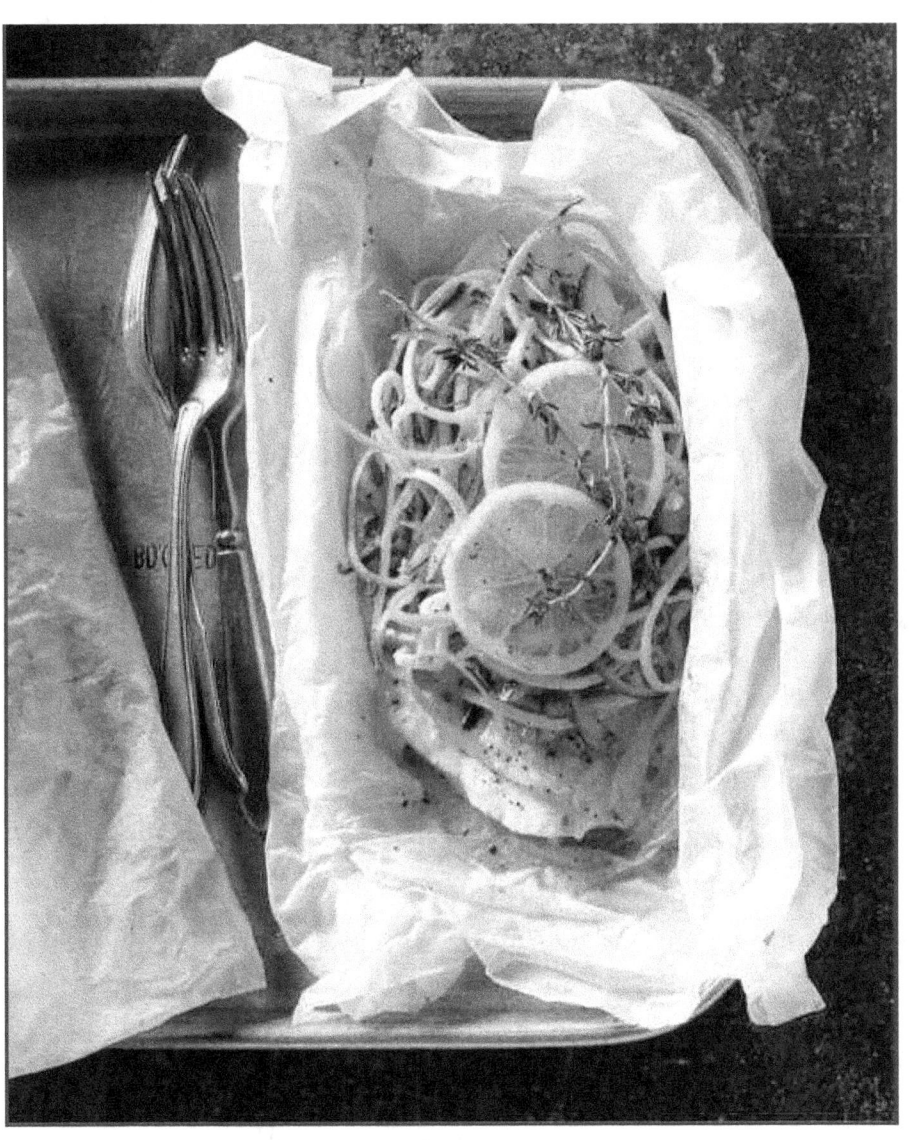

SOLE EN PAPILLOTE JULIENNE MET GROENTEN

VOORBEREIDING:30 minuten Koken: 12 minuten Bereiding: 4 porties<u>AFBEELDING</u>

GROENTEN KUNNEN NATUURLIJK GESNEDEN WORDENMET EEN SCHERP KOKSMES, MAAR DAT DUURT LANG. JULIEN PEELER (ZIE<u>"TOESTEL"</u>) KUNT U SNEL LANGE, DUNNE, GELIJKMATIGE REEPJES GROENTEN MAKEN.

- 4 verse of bevroren 6-ounce filets, heilbot of andere stevige witte vis
- 1 courgette, julienned
- 1 grote wortel, fijngehakt
- ½ paarse ui, fijngehakt
- 2 Roma-tomaten, ontpit en fijngehakt
- 2 teentjes knoflook, gehakt
- 1 eetlepel olijfolie
- ½ theelepel zwarte peper
- 1 citroen, in 8 dunne plakjes gesneden, ontpit
- 8 takjes verse tijm
- 4 theelepels olijfolie
- ¼ kopje droge witte wijn

1. Ontdooi de vis als de vis bevroren is. Verwarm de oven voor op 375°F. Combineer courgette, wortelen, uien, tomaten en knoflook in een grote kom. Voeg 1 eetlepel olijfolie en ¼ theelepel peper toe; samenvoegen. Bewaar de groenten.

2. Snijd vier 14-inch vierkanten uit het perkament. Was de vis; afdrogen met keukenpapier. Leg een filet in het midden van elk vierkant. Bestrooi met de resterende ¼ theelepel peper. Verdeel de groenten, schijfjes citroen en takjes tijm gelijkmatig over de ossenhaas. Giet 1 eetlepel olijfolie en 1 eetlepel witte wijn op elk compartiment.

3. Doe de pakketjes een voor een, til de tegenovergestelde zijden van het bakpapier op en vouw de vis meerdere keren. Vouw de uiteinden van het perkamentpapier om.

4. Spreid de pakketjes uit op een grote bakplaat. Bak ongeveer 12 minuten of tot de vis begint te schilferen als je hem met een vork test (test op gaarheid door de verpakking voorzichtig te openen).

5. Serveer door elk pakket op een bord te leggen. Open de verpakking voorzichtig.

RUCOLA PESTO VISKOEKJES MET GEROOKT CITROENIJS

VOORBEREIDING: 30 minuten Koken: 4 tot 6 minuten per inch dikte Maakt: 6 porties

DE ZOOL KAN WORDEN VERVANGEN DOOR KABELJAUW- NIET ALLEEN TILAPIA. HELAAS IS TILAPIA EEN VAN DE SLECHTSTE VISKEUZES. HET WORDT BIJNA OVERAL OP DE BOERDERIJ VERBOUWD EN IS VAAK IN SLECHTE STAAT - HOEWEL TILAPIA BIJNA OVERAL VOORKOMT, MOET HET WORDEN VERMEDEN.

4 verse of diepgevroren ossenhaasjes, 4 tot 5 oz, ongeveer 2,5 cm dik

1 recept rucola pesto (zie recept)

½ kopje cashewnoten (zie recept)

1 theelepel rookaroma (zie recept)

½ theelepel gehakte citroenschil

12 slablaadjes

1 rijpe avocado, gehalveerd, ontpit en in dunne plakjes gesneden

1 kopje gehakte tomaten

¼ kopje gehakte verse koriander

1 citroen, in plakjes

1. Ontdooi de vis als de vis bevroren is. Was de vis; afdrogen met keukenpapier. Reserveer de vis.

2. Wrijf de rucola langs beide kanten van de vis.

3. Plaats voor een houtskool- of gasgrill de vis direct op middelhoog vuur op een ingevette grill. Dek af en kook 4 tot 6 minuten of tot de vis uit elkaar valt met een vork, draai halverwege het koken.

4. Combineer voor het rokerige citroenijs de cashewroom, het rookaroma en de citroenschil in een kleine kom.

5. Snijd de vis in stukjes met een vork. Vul het avocadobord met vis, plakjes avocado en tomaten; strooi koriander erover. Verdeel de gerookte citroencrème over de taart. Geserveerd met een scheutje citroen op banh tet.

BODEM MET AMANDELKORST

VOORBEREIDING: 15 minuten Bereidingstijd: 3 minuten Bereiding: 2 porties

GEWOON EEN BEETJE AMANDELPOEDERCREËER EEN MOOI KORSTJE VOOR DEZE SUPERSNEL GEBAKKEN VIS GESERVEERD MET DILLEMAYONAISE EN VERS LIMOENSAP.

12 ons verse of bevroren ansjovisfilets
1 eetlepel citroenkruiden (zie recept)
tot een theelepel zwarte peper
⅓ kopje amandelmeel
2-3 eetlepels olijfolie
¼ kopje paleo mayonaise (zie recept)
1 theelepel gehakte verse dille
Plakjes citroenen

1. Ontdooi de vis als de vis bevroren is. Was de vis; afdrogen met keukenpapier. Meng in een kleine kom de citroenschil en peper. Breng het kruidenmengsel aan op beide zijden van de ossenhaas en druk licht aan. Verdeel het amandelmeel over een groot bord. Doop een kant van elke filet in amandelmeel en druk lichtjes aan.

2. Verhit in een grote koekenpan op middelhoog vuur voldoende olie om de koekenpan te bedekken. Leg de vis erin, dek af met de voorkant naar beneden. Kook gedurende 2 minuten. Draai de vis voorzichtig om; Kook ongeveer 1 minuut langer of tot de vis begint te schilferen als hij met een vork wordt getest.

3. Combineer voor de dressing Paleo Mayo en komijn in een kleine kom. Serveer de vis met de saus en partjes citroen.

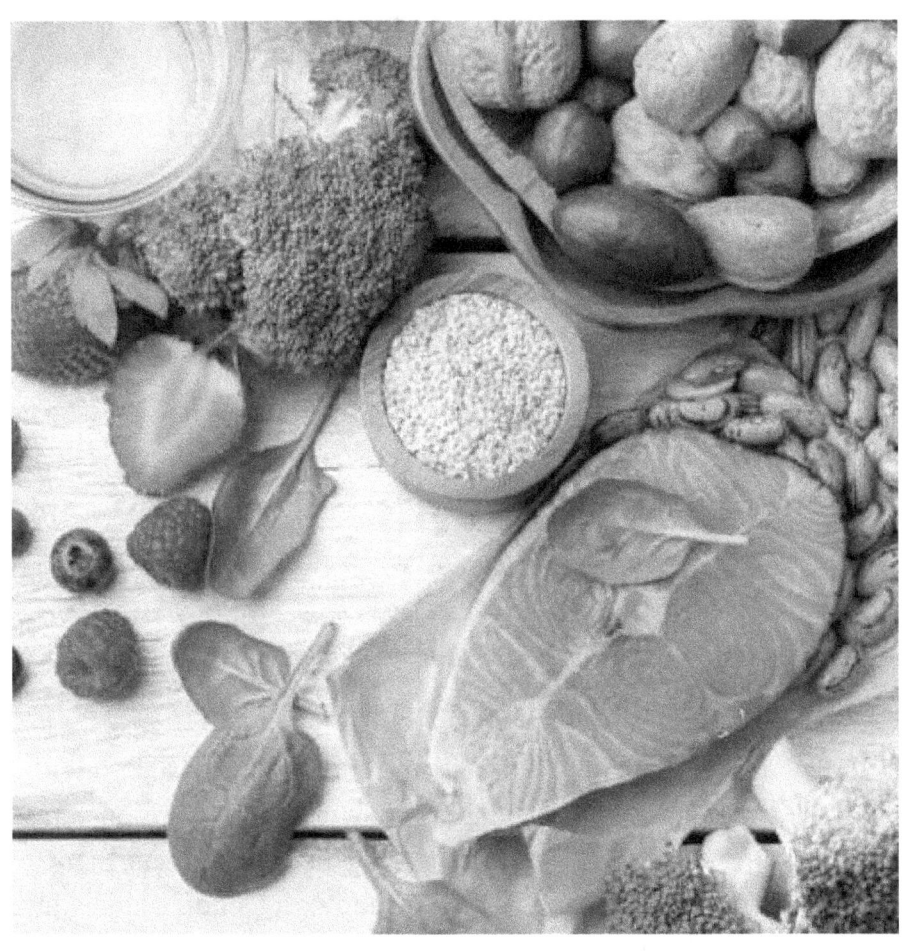

GEGRILDE KABELJAUW EN COURGETTE MET PITTIGE MANGOSAUS

VOORBEREIDING:Bak gedurende 20 minuten: 6 minuten Maakt: 4 porties

1 tot 1½ pond verse of bevroren kabeljauw, ½ tot 1 inch dik
4 stuks 24" met 12" brede film
1 middelgrote courgette, julienned
Citroen en kruidenkruiden (zierecept)
¼ kopje paleo chipotle mayonaise (zierecept)
1-2 el rijpe mangopuree*
1 eetlepel vers citroen- of limoensap of rijstazijn
2 eetlepels gehakte verse basilicum

1. Ontdooi de vis als de vis bevroren is. Was de vis; afdrogen met keukenpapier. Snijd de vis in vier gelijke stukken.

2. Vouw elk stuk folie dubbel om een dubbel vierkant van 30 cm te vormen. Leg een portie visfolie in het midden van het rooster. Leg er een kwart van de courgette op. Strooi er citroenschil over. Til de tegenoverliggende zijden van de folie op en vouw de courgette en vis meerdere keren om. Vouw de uiteinden van het vel naar elkaar toe. Herhaal dit om nog drie pakketten te maken. Meng voor de dressing de paleo chipotle mayonaise, mango, limoensap en basilicum in een kleine kom; aan de kant zetten.

3. Plaats voor houtskool- of gasgrills de wikkels op een geoliede grill direct op middelhoog vuur. Dek af en kook gedurende 6-9 minuten, of tot visvlokken met vork en courgette knapperig en zacht zijn (test door de

verpakking voorzichtig te openen). Snijd geen wikkels tijdens het koken. Giet de saus in elke portie.

*Tip: om mangopuree te maken, combineer ¼ kopje gehakte mango en 1 el water in een blender. Dek af en mix tot een gladde massa. Voeg de resterende mangopuree toe aan de blender.

STOOFPOTJE VAN KABELJAUW MET RIESLING EN TOMATEN GEVULD MET PESTO

VOORBEREIDING: 30 minuten Koken: 10 minuten Bereiding: 4 porties

1 tot 1½ pond verse of bevroren kabeljauwfilets, ongeveer 2,5 cm dik

4 Roma-tomaten

3 eetlepels basilicum (zie recept)

¼ theelepel gemalen zwarte peper

1 glas droge Riesling of Sauvignon Blanc

1 takje verse tijm of theelepel gedroogde tijm, gehakt

1 laurierblad

½ kopje water

2 eetlepels gesnipperde ui

Plakjes citroenen

1. Ontdooi de vis als de vis bevroren is. Splits de tomaten horizontaal. Schil de zaden en een deel van het vruchtvlees. (Als je de tomaat plat wilt maken, snijd hem dan heel dun, pas op dat je geen gaten in de bodem van de tomaat maakt.) Giet de pestosaus over elke tomatenhelft; bestrooi met gemalen peper; aan de kant zetten.

2. Was de vis; afdrogen met keukenpapier. Snijd de vis in vieren. Plaats het stoommandje in een grote pan met een goed sluitend deksel. Voeg ongeveer ½ inch water toe aan de pan. Ketel; Zet het vuur laag tot medium. Leg de gesneden tomaten in de mand. Dek af en stoom gedurende 2-3 minuten of tot een beetje warm.

3. Leg de tomaten op een bord; deksel om warm te blijven. Haal het stoommandje uit de pan; het water verlaten. Voeg de wijn, tijm, laurier en ½ kopje water toe aan de

pan. Ketel; Zet het vuur laag tot medium laag. Voeg vis en uien toe. Laat 8 tot 10 minuten sudderen of tot de vis uit elkaar valt als je hem met een vork test.

4. Giet het pocheervocht over de vis. Serveer de vis met tomaten gevuld met pestosaus en partjes citroen.

DE KABELJAUW WORDT BESTROOID MET PISTACHENOTEN GEWIKKELD IN GEPLETTE ZOETE AARDAPPEL

VOORBEREIDING: 20 minuten Koken: 10 minuten Koken: 4 tot 6 minuten per inch dikte
Voor: 4 porties

- 1-1½ kg verse of diepgevroren kabeljauw
- Geraffineerde olijfolie of kokosolie
- 2 eetlepels pistachenoten, pecannoten of amandelen
- 1 eiwit
- ½ theelepel gehakte citroenschil
- 1½ kg zoete aardappelen, geschild en in blokjes gesneden
- 2 teentjes knoflook
- 1 eetlepel kokosolie
- 1 eetlepel geraspte verse gember
- ½ tl dille
- ¼ kopje kokosmelk (zoals Nature's Way)
- 4 theelepels basilicumsaus of basilicumsaus (zie kook recept)

1. Ontdooi de vis als de vis bevroren is. Verwarm de kip. Koekenpan olie prijs. Combineer gemalen walnoten, eiwitten en citroenschil in een kleine kom; aan de kant zetten.

2. Kook de puree van zoete aardappel en knoflook in een pan op middelhoog vuur gedurende 10-15 minuten of tot ze gaar zijn. Afvoer; Doe de zoete aardappelen en knoflook terug in de pan. Pureer de zoete aardappelen met een aardappelstamper. Meng 1 eetlepel kokosolie, gember en komijn. Maal de kokosnoot in de melk licht en luchtig.

3. Was de vis; afdrogen met keukenpapier. Vis in vieren snijden en op het voorbereide grillrooster leggen, niet

verhitten. Schuif onder dunne randen. Bestrooi elk stuk met koriander. Voeg het zadenmengsel toe aan de pesto en verdeel voorzichtig. Bak de vis 4 tot 6 minuten tot hij ½ inch dik is of tot hij uit elkaar valt met een vork. Dek af met folie tijdens het koken als het oppervlak begint te verbranden. Serveer de vis met zoete aardappelen.

TANGERINE KABELJAUW MET ROZEMARIJN EN GEGRILDE BROCCOLI

VOORBEREIDING:15 minuten marineren: tot 30 minuten koken: 12 minuten voorbereiding: 4 porties

1-1½ kg verse of diepgevroren kabeljauw
1 theelepel gehakte mandarijnenschil
½ kopje vers sinaasappel- of mandarijnensap
4 eetlepels olijfolie
2 theelepels gehakte verse rozemarijn
¼ theelepel gemalen zwarte peper
1 theelepel gehakte mandarijnenschil
3 kopjes broccoli
¼ theelepel gemalen rode peper
Snijd de mandarijnen, verwijder de zaadjes

1. Verwarm de oven voor op 200°C. Ontdooi vis als deze bevroren is. Was de vis; afdrogen met keukenpapier. Snijd de vis in vier gelijke stukken. Meet de dikte van de vis. Meng in een ondiepe kom de mandarijnenschil, het mandarijnensap, 2 el olijfolie, rozemarijn en zwarte peper; meer vis. Dek af en marineer in de koelkast gedurende maximaal 30 minuten.

2. Meng in een grote kom de broccoli met de resterende 2 eetlepels olijfolie en de geplette rode peper. Giet in een ovenschaal van 2 liter.

3. Smeer de ondiepe ovenschaal lichtjes in met meer olijfolie. De vis wordt uitgelekt, gemarineerd in kruiden. Leg de vis in de pan en druk onder de dunne randen. Doe de vis en de broccoli in de oven. Rooster de broccoli gedurende 12 tot 15 minuten of tot ze zacht zijn, roer een keer tijdens

het koken. Grill vis 4 tot 6 minuten ½ inch dik of tot vis vlokken wanneer getest met vork.

4. Kook de marinade in een kleine steelpan; kook gedurende 2 minuten. Giet de saus over de afgewerkte vis. Serveer de vis met plakjes broccoli en mandarijn.

KABELJAUWCURRYSALADE MET INGELEGDE RADIJZEN

VOORBEREIDING: 20 minuten rust: 20 minuten koken: 6 minuten Bereiding: 4 porties AFBEELDING

- 1 kg verse of diepgevroren kabeljauwfilet
- 6 radijzen, grof gesneden
- 6-7 eetlepels appelazijn
- ½ theelepel gemalen rode peper
- 2 eetlepels ongeraffineerde kokosolie
- ¼ kopje amandelboter
- 1 teentje knoflook, fijngehakt
- 2 theelepels fijngeraspte gember
- 2 eetlepels olijfolie
- 1½-2 theelepels ongezouten kerriepoeder
- 4-8 slablaadjes of slablaadjes
- 1 rode paprika, in julienne gesneden
- 2 eetlepels gehakte verse koriander

1. Ontdooi de vis als de vis bevroren is. Meng in een middelgrote kom de radijzen, 4 el azijn en ¼ tl gemalen rode peper; laat 20 minuten staan, af en toe roeren.

2. Smelt voor de amandelbotersaus de kokosolie in een kleine steelpan op laag vuur. Mix de amandelboter tot een gladde massa. Roer de resterende knoflook, gember en ¼ theelepel gemalen rode peper erdoor. Afvoer van warmte. Roer de resterende 2-3 eetlepels appelciderazijn erdoor. aan de kant zetten. (Door azijn toe te voegen, wordt de saus iets dikker.)

3. Was de vis; afdrogen met keukenpapier. Verhit de olijfolie en kerriepoeder in een grote pan op middelhoog vuur. Vis toevoegen; Kook 3 tot 6 minuten of tot de vis met een

vork uit elkaar valt en keer tijdens het koken een keer om. Versnipper de vis met twee vorken.

4. Giet de radijzen af; verwijder de saus. Beleg elk blad met vissla, paprikareepjes, radijsmengsel en amandelbotervinaigrette. Strooi koriander erover. Vouw het papier om de vulling heen. Zet de wraps desgewenst vast met houten tandenstokers.

GEGRILDE KABELJAUW MET CITROEN EN DILLE

VOORBEREIDING: 25 minuten Koken: 50 minuten Bereiding: 4 porties

ER IS ZOWEL SCHELVIS, KOOLVIS ALS KABELJAUWSTEVIG WIT VRUCHTVLEES MET EEN MILDE SMAAK. ZE ZIJN IN DE MEESTE RECEPTEN UITWISSELBAAR, OOK IN DIT EENVOUDIGE ROERBAKGERECHT VAN VIS EN GROENTEN MET KRUIDEN EN WIJN.

- 4 6-ounce stukken verse of bevroren kabeljauw, pollak of kabeljauw, ongeveer 2,5 cm dik
- 1 grote dille, klokhuis verwijderd en in plakjes gesneden, blaadjes achtergehouden en fijngehakt
- 4 middelgrote wortelen, in de lengte gehalveerd en in stukken van 2-3 inch gesneden
- 1 rode ui, gehalveerd en in plakjes
- 2 teentjes knoflook, gehakt
- 1 citroen in dunne plakjes
- 3 eetlepels olijfolie
- ½ theelepel zwarte peper
- ¾ kopje droge witte wijn
- 2 eetlepels gehakte verse peterselie
- 2 eetlepels gehakte verse dilleblaadjes
- 2 theelepels gehakte citroenschil

1. Ontdooi de vis als de vis bevroren is. Verwarm de oven voor op 400°F. Combineer dille, wortelen, ui, knoflook en citroen in een rechthoekige ovenschaal van 3 liter. Besprenkel met 2 el olijfolie en bestrooi met ¼ tl peper; gooi de jas weg. Schenk de wijn in de beker. Bedek de plaat met aluminiumfolie.

2. Bak de cake 20 minuten. Ontdekking; roer door het groentemengsel. Bak nog eens 15 tot 20 minuten of tot de groenten krokant en gaar zijn. Roer het groentemengsel erdoor. Bestrooi de vis met de resterende ¼ theelepel peper; Leg de vis op het groentemengsel. Besprenkel met 1 eetlepel resterende olijfolie. Bak 8 tot 10 minuten of tot de vis met een vork uit elkaar valt.

3. Combineer peterselie, dilleblaadjes en citroenschil in een kleine kom. Verdeel voor het serveren het vis-groentemengsel over de borden. Giet de pan over de vis en groenten. Peterseliemengsel erover strooien.

RED SNAPPER MET REMOULADE EN CAJUN-TOMATEN EN OKRA

VOORBEREIDING:Kooktijd 1 uur: 10 minuten Kooktijd: 8 minuten Voor: 4 porties

DIT BIJZONDERE VISGERECHTHET KOST WAT TIJD OM TE BEREIDEN, MAAR DE RIJKE SMAAK IS HET WAARD. REMOULADESAUS - EEN MAYONAISESAUS MET MOSTERD, CITROEN EN CAJUN-SMAAK MET GEPLETTE RODE PEPER, GROENE UI EN PETERSELIE - KAN DE DAG ERVOOR WORDEN GEMAAKT EN IN DE KOELKAST WORDEN BEWAARD.

- 4 eetlepels olijfolie
- ½ kopje fijngehakte pecannoten
- 2 eetlepels gehakte verse peterselie
- 1 eetlepel gehakte verse tijm
- 2 snapperfilets 8 ons, ½ inch dik
- 4 theelepels Cajun-kruiden (zie<u>recept</u>)
- ½ kopje gesnipperde ui
- ½ kopje in blokjes gesneden groene paprika
- ½ kopje bleekselderij, in blokjes
- 1 eetlepel gehakte knoflook
- 1 pond verse okra-peulen, gesneden in plakjes van 1 inch (of verse asperges, gesneden in plakjes van 1 inch)
- 8 ons druiven- of kerstomaatjes, gehalveerd
- 2 theelepels gehakte verse tijm
- zwarte pepers
- Remoulade (zie recept rechts)

1. Verhit 1 eetlepel olijfolie op middelhoog of hoog vuur. Voeg pecannoten toe en rooster ongeveer 5 minuten of tot ze goudbruin en geurig zijn, roer vaak. Doe de pecannoten in een kleine kom en laat afkoelen. Voeg peterselie en tijm toe en zet opzij.

2. Verwarm de oven voor op 400°F. Bekleed de bakplaat met bakpapier of aluminiumfolie. Leg de snapperfilets op een bakplaat, met het vel naar beneden, en besprenkel beide kanten met 1 theelepel Cajun-kruiden. Bestrijk de ossenhaas met 2 eetlepels olijfolie met een bakkwast. Verdeel de pecannoten gelijkmatig over de filet en druk de zaden voorzichtig op het oppervlak van de vis om ze hard te maken. Bedek indien mogelijk alle blootgestelde delen van de visfilet met walnoten. Kook de vis 8 tot 10 minuten of tot hij gemakkelijk uit elkaar valt met de punt van een mes.

3. Verhit de resterende eetlepel olijfolie in een grote koekenpan op middelhoog vuur. Voeg de ui, paprika, bleekselderij en knoflook toe. Kook en roer gedurende 5 minuten of tot de groenten knapperig en zacht zijn. Voeg gesneden okra (of asperges, indien gebruikt) en tomaten toe; Kook 5 tot 7 minuten of tot okra knapperig en zacht is en de tomaten beginnen te scheiden. Zet het vuur uit en voeg de tijm en zwarte peper toe. Serveer de groenten met de snapper en remoulade.

Remoulade: combineer in een keukenmachine ½ kopje gehakte rode paprika, ¼ kopje gehakte knoflook en 2 eetlepels gehakte verse peterselie. Voeg een kopje Paleo Mayo toe (zie recept), een glas Dijon-mosterd (zie recept), 1½ theelepel limoensap en theelepel cajunkruiden (zie recept). Puls tot gecombineerd. Doe over op een serveerschaal en laat afkoelen voor het opdienen. (Remoulade kan 1 dag van tevoren worden gemaakt en in de koelkast worden bewaard.)

TONIJN PAVE MET DRAGON EN BOTER-CITROEN AÏLO

VOORBEREIDING: 25 minuten Koken: 6 minuten Bereiding: 4 porties AFBEELDING

ER WAS TONIJN MET ZALMVAN ZELDZAME VISSOORTEN DIE KUNNEN WORDEN GEHAKT EN VERWERKT TOT HAMBURGERS. PAS OP DAT U DE TONIJN NIET IN EEN KEUKENMACHINE VERWERKT - ALS U DE VIS TE LANG KOOKT, WORDT HIJ TAAI.

1 kg verse of diepgevroren tonijnfilet zonder vel

1 eiwit, licht geklopt

¾ kopje gouden vlasmeel

1 eetlepel verse dragon of dille

2 eetlepels gehakte verse bieslook

1 theelepel gehakte citroenschil

2 eetlepels lijnzaadolie, avocado-olie of olijfolie

1 middelgrote avocado, zonder pit

3 eetlepels Paleo Mayo (zie recept)

1 theelepel gehakte citroenschil

2 theelepels vers citroensap

1 teentje knoflook, fijngehakt

4 ons spinazie (ongeveer 4 stevig opeengepakte kopjes)

⅓ kopje geroosterde knoflookazijn (zie recept)

1 Granny Smith appel, geschild en in stukjes ter grootte van een lucifer gesneden

¼ kopje gehakte geroosterde walnoten (zie advies)

1. Ontdooi de vis als de vis bevroren is. Was de vis; afdrogen met keukenpapier. Snijd de vis in stukjes van 1,5 cm. Doe de vis in de keukenmachine; puls aan/uit om te hakken. (Pas op dat u niet te gaar kookt, anders worden de gehaktballetjes taai.) Leg de vis opzij.

2. Klop in een middelgrote kom de eiwitten, ¼ kopje lijnzaadmeel, dragon, bieslook en citroenschil bij elkaar. Vis toevoegen; Roer voorzichtig om goed te mengen. Vorm het vismengsel in vier ½-inch dikke pasteitjes.

3. Plaats de resterende ½ kopje vlasmaaltijd in een ondiepe schaal. Doop de pasteitjes in het lijnzaadmengsel en druk ze plat.

4. Verhit de olie in een zeer grote pan op middelhoog vuur. Bak de tonijnsteak in hete olie gedurende 6-8 minuten, of tot een direct afleesbare thermometer die horizontaal in de biefstuk is gestoken, 160 ° F registreert en halverwege omdraait.

5. Pureer de boter in een middelgrote kom met een vork om de aioli te maken. Voeg paleomayonaise, citroenrasp, limoensap en knoflook toe. Mix tot alles goed gemengd en bijna glad is.

6. Doe spinazie in een middelgrote kom. Start morning glory met geroosterde knoflookazijn; gooi de jas weg. Leg voor elke portie een stuk tonijn en een kwart spinazie op een serveerschaal. Strooi de tonijn-aioli erover. Garneer met spinazie met appels en noten. Serveer onmiddellijk.

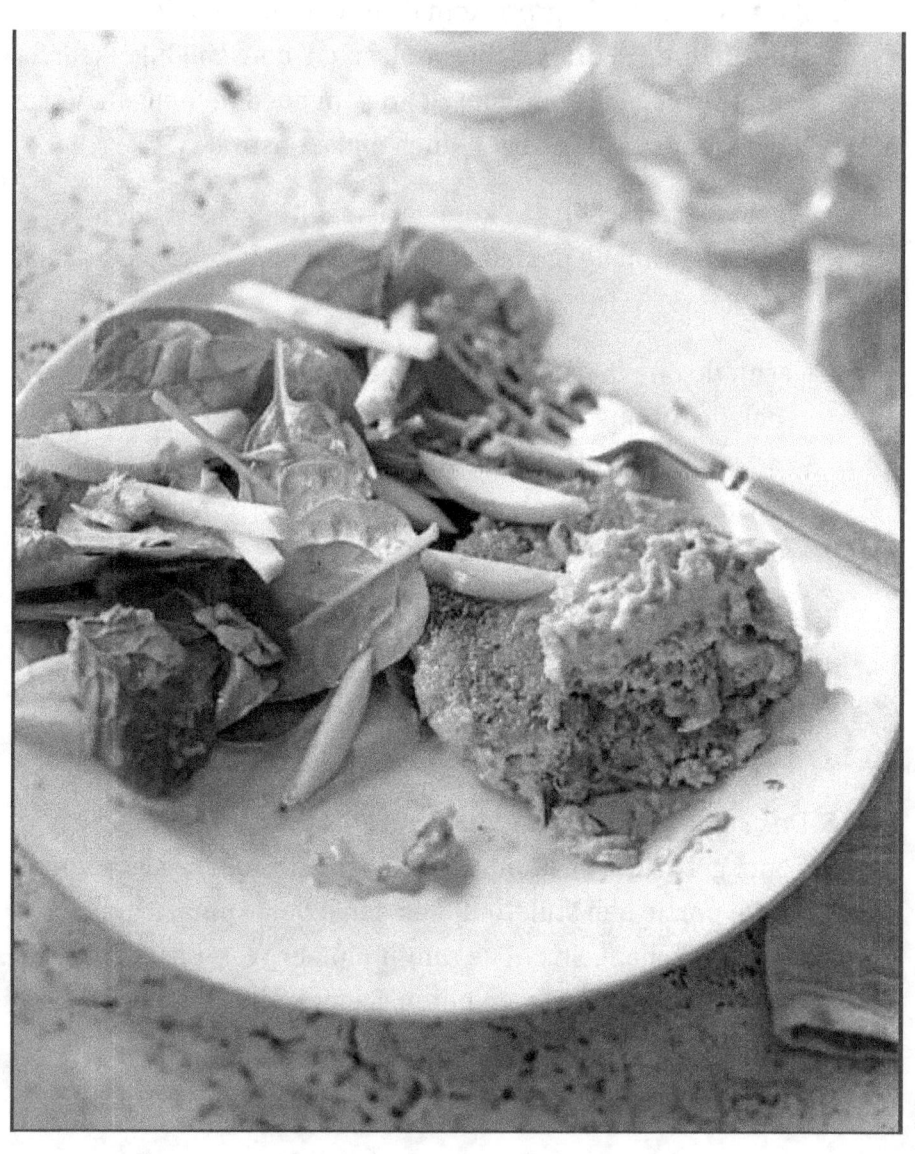

STROOK LAGE TAJINE

VOORBEREIDING: 50 minuten Koelen: 1-2 uur Koken: 22 minuten Koken: 25 minuten
Voor: 4 porties

TAJINE IS EEN WOORDHET IS ZOWEL EEN SOORT NOORD-AFRIKAANS GERECHT (EEN SOORT STOOFPOT) ALS EEN SOORT CONISCHE POT OM DIT GERECHT IN TE KOKEN. HEB JE DIE NIET, DAN VOLSTAAT EEN OVENSCHAAL MET DEKSEL. CHERMOULA IS EEN DIKKE KRUIDENPASTA UIT NOORD-AFRIKA DIE VEEL WORDT GEBRUIKT ALS MARINADE VOOR VIS. SERVEER DEZE KLEURRIJKE VIS MET PUREE VAN ZOETE AARDAPPELEN OF BLOEMKOOL.

- 4 visfilets, vers of bevroren, 6 ons, zonder vel
- 1 bosje koriander, gehakt
- 1 theelepel gehakte citroenschil (weggegooid)
- ¼ kopje vers citroensap
- 4 eetlepels olijfolie
- 5 teentjes knoflook, fijngehakt
- 4 theelepels dille
- 2 theelepels zoete chilipoeder
- 1 theelepel koriander
- ¼ theelepel gemalen anijs
- 1 grote ui, geschild, gehalveerd en in dunne plakjes gesneden
- 1 blik (15 ons) ongezouten, ongezouten tomatenblokjes
- ½ kopje kippenbouillon (zie recept) of ongezouten kippenbouillon
- 1 grote gele paprika, ontpit en in reepjes van ½ inch gesneden
- 1 grote oranje paprika, ontpit en in reepjes van 2,5 cm gesneden

1. Ontdooi de vis als de vis bevroren is. Was de vis; afdrogen met keukenpapier. Leg de visfilets in een ondiepe niet-metalen ovenschaal. Reserveer de vis.

2. Combineer voor de chermouli de koriander, het citroensap, 2 el olijfolie, 4 fijngehakte teentjes knoflook, komijn, paprika, koriander en steranijs in een blender of een kleine keukenmachine. Dek af en verwerk tot een gladde massa.

3. Leg de helft van het zeewier op de vis en draai de vis om zodat beide kanten gelijkmatig bedekt zijn. Dek af en zet 1-2 uur in de koelkast. Bedek met de resterende chermouli; Laat tot gebruik op kamertemperatuur staan.

4. Verwarm de oven voor op 325°F. Verhit de resterende 2 eetlepels olie in een grote pan op middelhoog vuur. Voeg uien toe; Kook en roer gedurende 4-5 minuten of tot ze zacht zijn. Voeg 1 overgebleven fijngehakt teentje knoflook toe om te frituren; Kook en roer gedurende 1 minuut. Voeg gereserveerde chermouli, tomaten, kippenbouillon, paprikareepjes en citroenschil toe. Ketel; hypothermie. Kook op laag vuur gedurende 15 minuten. Breng het mengsel desgewenst over in de tajine; hele vis en resterende chermoula uit het gerecht. bedekken; kook gedurende 25 minuten. Serveer onmiddellijk.

ZALM MET KNOFLOOK GARNALENSAUS MET BROCCOLI SOFRITO

VOORBEREIDING: 30 minuten Koken: 19 minuten Bereiding: 4 porties

ER ZIJN VERSCHILLENDE BRONNEN EN SOORTEN HEILBOT, EN ZE KUNNEN VAN ZEER VERSCHILLENDE KWALITEIT ZIJN EN ONDER ZEER VERSCHILLENDE OMSTANDIGHEDEN WORDEN GEVANGEN. DE WINTERHARDHEID VAN DE VIS, DE OMGEVING WAARIN DE VIS LEEFT EN DE KWEEK-/VISOMSTANDIGHEDEN ZIJN FACTOREN DIE BEPALEN WELKE VIS EEN GOEDE KEUZE IS VOOR CONSUMPTIE. BEZOEK DE MONTEREY BAY AQUARIUM-WEBSITE (WWW.SEAFOODWATCH.ORG) VOOR DE MEEST RECENTE INFORMATIE OVER WELKE VIS JE WEL EN NIET MAG ETEN.

- 4 verse of bevroren heilbotfilets, 6 ons, ongeveer 2,5 cm dik
- zwarte pepers
- 6 eetlepels extra vergine olijfolie
- ½ kopje gesnipperde ui
- ¼ kopje in blokjes gesneden rode paprika
- 2 teentjes knoflook, gehakt
- ¾ theelepel gerookt paprikapoeder
- ½ theelepel gehakte verse oregano
- 4 kopjes groene kool, stengel, gesneden in ¼-inch dikke reepjes (ongeveer 12 ons)
- ⅓ kopje water
- 8 ons middelgrote garnalen, gepeld, ontdarmd en gehakt
- 4 teentjes knoflook, fijngesneden
- ¼ theelepel gemalen rode peper
- ⅓ kopje droge sherry
- 2 eetlepels citroensap

¼ kopje gehakte verse peterselie

1. Ontdooi de vis als de vis bevroren is. Was de vis; afdrogen met keukenpapier. Bestrooi de vis met peper. Verhit 2 eetlepels olijfolie in een grote pan op middelhoog vuur. Ossenhaas toevoegen; Bak gedurende 10 minuten of tot ze goudbruin zijn en schilferen met een vork, één keer keren tijdens het koken. Leg de vis op een met folie beklede schaal en plaats deze in de tent om warm te blijven.

2. Verhit ondertussen 1 el olijfolie in een andere grote koekenpan op middelhoog vuur. Voeg ui, paprika, 2 fijngehakte teentjes knoflook, paprika en oreganoblaadjes toe; Kook en roer gedurende 3-5 minuten of tot ze zacht zijn. Meng groenten en water. Dek af en kook 3 tot 4 minuten of tot de vloeistof is verdampt en de groenten zacht zijn, af en toe roeren. Dek af en houd warm tot het moment van serveren.

3. Voeg de resterende 3 eetlepels olijfolie toe aan de pan waarin je de vis in garnalensaus hebt gebakken. Voeg de garnalen, 4 in plakjes gesneden knoflooktenen en de geplette rode peper toe. Kook en roer gedurende 2-3 minuten of tot de knoflook bruin begint te worden. Garnalen toevoegen; Kook tot de garnalen stevig en roze zijn, 2 tot 3 minuten. Roer de sherry en het citroensap erdoor. Kook 1 tot 2 minuten of tot iets minder. Roer de peterselie erdoor.

4. Verdeel de garnalenpasta in Pallasfilets. Serveer met groene groenten.

ZEEVRUCHTEN SOEP

BEGIN TOT EIND: 1 ¾ UUR VOOR: 4 PORTIES

NET ALS DE ITALIAANSE CIOPPINO IS HET EEN FRANSE STOOFPOT MET ZEEVRUCHTENVIS EN SCHAALDIEREN LIJKEN DE ESSENTIE VAN DE VANGST VAN DE DAG TE ZIJN, GEGOOID IN EEN POT MET KNOFLOOK, UIEN, TOMATEN EN WIJN. DE KARAKTERISTIEKE SMAAK VAN BOUILLABAISSE IS ECHTER EEN COMBINATIE VAN SAFFRAAN, KOMIJN EN SINAASAPPELSCHIL.

1 pond verse of bevroren heilbotfilets zonder vel, in stukken van 1 inch gesneden

4 eetlepels olijfolie

2 kopjes gehakte uien

4 geperste knoflookteentjes

1 krop venkelzaad, schoongemaakt en fijngehakt

6 Roma-tomaten, in stukjes

¾ kopje kippenbouillon (zie recept) of ongezouten kippenbouillon

¼ kopje droge witte wijn

1 kop gesnipperde ui

1 krop dille, ontpit en fijngehakt

6 teentjes knoflook, fijngehakt

1 sinaasappel

3 Roma-tomaten, fijngehakt

4 strengen saffraan

1 eetlepel gehakte verse oregano

1 kg kokkels, schoongemaakt en afgespoeld

1 kg mosselen verwijderd, schoongemaakt en afgespoeld (zie advies)

Gehakte verse oregano (optioneel)

1. Ontdooi heilbot indien bevroren. Was de vis; afdrogen met keukenpapier. Reserveer de vis.

2. Verhit 2 eetlepels olijfolie in een Nederlandse oven van 6-8 liter op middelhoog vuur. Voeg 2 kopjes gesnipperde ui, 1

kop dille en 4 geplette teentjes knoflook toe aan de pan. Kook 7 tot 9 minuten of tot de ui zacht is, af en toe roeren. Voeg 6 gehakte tomaten en 1 krop dille toe; kook nog 4 minuten. Doe kippenbouillon en witte wijn in een pan; laat 5 minuten sudderen; laat iets afkoelen. Doe het groentemengsel in een blender of keukenmachine. Dek af en mix of mix tot een gladde massa; aan de kant zetten.

3. Verhit in dezelfde braadpan de resterende eetlepel olijfolie op middelhoog vuur. Voeg 1 kopje gesnipperde ui, 1 kop gehakte dille en 6 fijngehakte teentjes knoflook toe. Kook op middelhoog vuur gedurende 5 tot 7 minuten of tot bijna gaar, vaak roerend.

4. Snijd de sinaasappelschil in brede reepjes met een dunschiller; aan de kant zetten. Voeg de groentepuree, 3 tomatenblokjes, saffraan, oregano en reepjes sinaasappelschil toe aan de pan. Ketel; Zet het vuur lager om het sudderen te behouden. Voeg kokkels, mosselen en vis toe; Roer voorzichtig om de vis in de saus te coaten. Pas de warmte zo nodig aan om te laten sudderen. Dek af en laat 3-5 minuten sudderen, tot de kokkels en mosselen met een vork opengaan en de vis begint te schilferen. Giet in een ondiepe kom om te serveren. Strooi eventueel nog wat oregano erover.

KLASSIEKE GARNAALCEVICHE

VOORBEREIDING: 20 minuten Koken: 2 minuten Koelen: 1 uur Wachten: 30 minuten
Voor: 3-4 porties

DIT LATIJNS-AMERIKAANSE GERECHT IS EXPLOSIEFSMAAK EN TEXTUUR. KNAPPERIGE KOMKOMMERS EN SELDERIJ, STEVIGE AVOCADO'S, PITTIGE JALAPENOS EN MILDE, ZOETE GARNALEN WORDEN GEGOOID MET LIMOENSAP EN OLIJFOLIE. IN TRADITIONELE CEVICHE KOOKT HET ZUUR IN LIMOENSAP DE GARNAAL, MAAR EEN SNELLE DUIK IN KOKEND WATER VORMT GEEN VEILIGHEIDSRISICO EN HEEFT GEEN INVLOED OP DE SMAAK OF TEXTUUR VAN DE GARNAAL.

1 pond verse of bevroren garnalen, gepeld en ontdarmd, staarten verwijderd

½ komkommer, geschild, ontpit en fijngehakt

1 kopje gehakte selderij

½ kleine paarse ui, gesnipperd

1-2 jalapeños, zonder zaadjes en fijngehakt (zie_advies_)

½ kopje vers citroensap

2 Roma-tomaten, in stukjes

1 avocado, gehalveerd, ontpit en in blokjes gesneden

¼ kopje gehakte verse koriander

3 eetlepels olijfolie

½ theelepel zwarte peper

1. Ontdooi garnalen als ze bevroren zijn. Schil en ontdarm de garnalen; verwijder de staarten. Was de garnalen; afdrogen met keukenpapier.

2. Vul een grote pan voor de helft met water. Kookt. Voeg garnalen toe aan kokend water. Kook onafgedekt gedurende 1 tot 2 minuten of tot de garnalen ondoorzichtig worden; Afval. Spoel de garnalen af onder

koud water en laat ze weer uitlekken. Hak de garnalen fijn.

3. Combineer de garnalen, komkommers, selderij, ui, jalapeños en limoensap in een zeer grote niet-reactieve kom. Dek af en zet 1 uur in de koelkast, een of twee keer roeren.

4. Combineer tomaten, avocado, koriander, olijfolie en zwarte peper. Dek af en laat 30 minuten bij kamertemperatuur staan. Roer voorzichtig voor het opdienen.

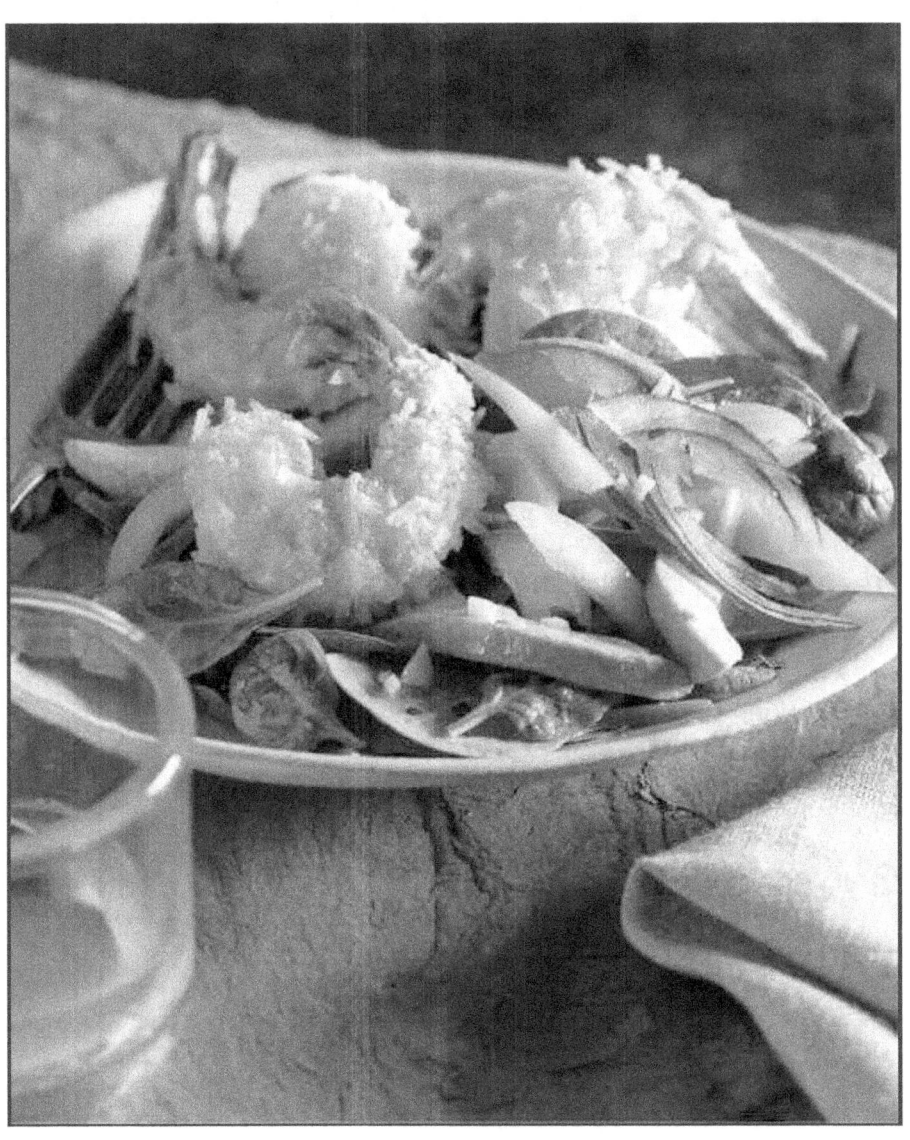

SPINAZIE GARNALENSALADE MET KOKOSWATER

VOORBEREIDING: 25 minuten Koken: 8 minuten Bereiding: 4 porties AFBEELDING

COMMERCIËLE PRODUCTIE VAN SPUITBUSSEN VOOR OLIJFOLIEKAN GRAANALCOHOLEN, LECITHINE EN DRIJFGASSEN BEVATTEN - GEEN GOEDE COMBINATIE ALS JE ECHT, PUUR VOEDSEL WILT ETEN EN GRANEN, ONGEZONDE VETTEN, PEULVRUCHTEN EN ZUIVELPRODUCTEN WILT VERMIJDEN. DE OLIEVERSTUIVER GEBRUIKT ALLEEN LUCHT OM FIJNE OLIE TE SPUITEN - PERFECT OM GARNALEN VOOR HET KOKEN LICHTJES IN KOKOSROOM TE COATEN.

- 1½ pond verse of bevroren extra grote garnalen, gepeld
- Misto spuitfles vol extra vierge olijfolie
- 2 eieren
- ¾ kopje ongezoete geraspte kokosnoot of geraspte kokosnoot
- ¾ kopje amandelmeel
- ½ dl avocado-olie of olijfolie
- 3 eetlepels vers citroensap
- 2 eetlepels vers citroensap
- 2 kleine teentjes knoflook, fijngehakt
- ⅛ theelepel gemalen rode peper
- 8 kopjes verse spinazie
- 1 middelgrote avocado, gehalveerd, ontpit, geschild en in dunne plakjes gesneden
- 1 kleine oranje of gele peper, in dunne reepjes gesneden
- dl gesneden paarse ui

1. Ontdooi garnalen als ze bevroren zijn. Pel de garnalen, hak ze fijn, laat de staart intact. Was de garnalen; afdrogen met keukenpapier. Verwarm de oven voor op 450°F.

Bekleed een grote bakplaat met folie; smeer de folie licht in met misto-flessprayolie; aan de kant zetten.

2. Klop de eieren los met een vork in een ondiepe kom. Meng in een andere ondiepe kom het kokos- en amandelmeel. Dompel garnalen in eieren en draai ze om. Doop de kokosnoot in het mengsel en druk op het oppervlak (laat de staart zichtbaar). Schik de garnalen in een enkele laag op de voorbereide bakplaat. Veeg de kop van de garnaal af met de oliespray uit de Misto-fles.

3. Bak 8 tot 10 minuten of tot de garnalen ondoorzichtig zijn en de korst lichtbruin is.

4. Meng ondertussen in een kleine pot met schroefdeksel de avocado-olie, limoensap, limoensap, knoflook en geplette rode peper om de dressing te maken. Sluit het deksel en schud goed.

5. Verdeel voor de salade de spinazie over vier borden. Strooi er boter, paprika, rode ui en garnalen over. Besprenkel met saus en serveer direct.

TROPISCHE GARNALEN EN JACOBSSCHELP CEVICHE

VOORBEREIDING:Marineren 20 minuten: 30-60 minuten Voor: 4-6 porties

FRIS EN LICHT, CEVICHE IS EEN GEWELDIGE MAALTIJDVOOR EEN HETE ZOMERAVOND. MET CANTALOUPE, MANGO, SERRANOPEPER, KOMIJN EN MANGO-CITROEN VINAIGRETTE (ZIERECEPT), WAS HET IN HET BEGIN ERG MILD.

- 1 kg verse of diepgevroren sint-jakobsschelpen
- 1 kg verse of diepgevroren garnalen
- 2 kopjes in blokjes gesneden zoete meloenen
- 2 middelgrote mango's, ontpit, geschild en in blokjes gesneden (ongeveer 2 kopjes)
- 1 kop dille, bijgesneden, in vieren gesneden, klokhuis verwijderd en in dunne plakjes gesneden
- 1 middelgrote rode paprika, gehakt (ongeveer een kopje)
- 1-2 serrano chilipepers, zonder zaadjes en indien gewenst in dunne plakjes gesneden (zieadvies)
- ½ kopje licht verpakte verse koriander, gehakt
- 1 recept mango-citroenvinaigrette (zierecept)

1. Ontdooi sint-jakobsschelpen en garnalen als ze bevroren zijn. Snijd de sint-jakobsschelpen horizontaal doormidden. Pel de garnalen en snijd ze horizontaal doormidden. Was sint-jakobsschelpen en garnalen; afdrogen met keukenpapier. Vul een grote pan voor driekwart met water. Kookt. Voeg garnalen en sint-jakobsschelpen toe; kook 3 tot 4 minuten of tot garnalen en sint-jakobsschelpen ondoorzichtig zijn; Giet af en spoel af met koud water om snel af te koelen. Laat goed uitlekken en zet opzij.

2. Meng in een zeer grote kom de meloen, mango, komijn, paprika, serranopeper en koriander. Mango-citroenvinaigrette toevoegen; zachtjes in de jas liggen. Roer voorzichtig de gekookte garnalen en sint-jakobsschelpen erdoor. Laat 30 tot 60 minuten in de koelkast marineren alvorens te serveren.

JAMAICAANSE GARNALEN IN AVOCADO-OLIE

VAN BEGIN TOT EIND: Bereiding: 4 porties in 20 minuten

ALS JE IN TOTAAL 20 MINUTEN AAN TAFEL HEBT, OOK OP DRUKKE AVONDEN IS DIT GERECHT EEN EXTRA REDEN OM THUIS GEZOND TE ETEN.

- 1 kg verse of diepgevroren middelgrote garnalen
- 1 kopje geschilde mango, gehakt (1 medium)
- ⅓ kopje dun gesneden paarse ui
- ¼ kopje gehakte verse koriander
- 1 eetlepel vers citroensap
- 2-3 eetlepels Jamaicaanse jerk kruiden (zie recept)
- 1 eetlepel extra vergine olijfolie
- 2 eetlepels avocado-olie

1. Ontdooi garnalen als ze bevroren zijn. Meng in een middelgrote kom de mango, ui, koriander en limoensap.

2. Gepelde garnalen, verwijder de draad. Was de garnalen; afdrogen met keukenpapier. Doe de garnalen in een middelgrote kom. Bestrooi met Jamaicaanse jerk-kruiden; Roer om de garnalen aan alle kanten te bedekken.

3. Verhit de olijfolie in een grote koekenpan met anti-aanbaklaag op middelhoog vuur. Garnalen toevoegen; Kook en roer ongeveer 4 minuten of tot ze glazig zijn. Sprenkel avocado-olie over de garnalen en serveer met het mangomengsel.

GARNALEN SCAMPI MET SPINAZIE EN RADIJS

VOORBEREIDING:15 minuten Koken: 8 minuten Bereiding: 3 porties

"SCAMPI" VERWIJST NAAR EEN KLASSIEK RESTAURANTGERECHTGROTE GEBAKKEN OF GEBAKKEN GAMBA'S IN BOTER EN VEEL KNOFLOOK EN CITROEN. DEZE PITTIGE OLIJFOLIEVERSIE IS PALEO-GOEDGEKEURD EN QUA VOEDINGSWAARDE VERRIJKT MET INSTANT RADICCHIO EN SPINAZIE.

1 kg verse of diepgevroren garnalen
4 eetlepels extra vergine olijfolie
6 teentjes knoflook, fijngehakt
½ theelepel zwarte peper
¼ kopje droge witte wijn
½ kopje gehakte verse peterselie
½ krop radicchio, ontpit en fijngehakt
½ theelepel gemalen rode peper
9 kopjes babyspinazie
Plakjes citroenen

1. Ontdooi garnalen als ze bevroren zijn. Pel de garnalen, hak ze fijn, laat de staart intact. Verhit 2 eetlepels olijfolie in een grote pan op middelhoog vuur. Voeg de garnalen, 4 fijngehakte teentjes knoflook en zwarte peper toe. Kook en roer ongeveer 3 minuten of tot de garnalen ondoorzichtig zijn. Doe het garnalenmengsel in een kom.

2. Voeg de witte wijn toe aan de koekenpan. Kook al roerend tot de knoflook bruin wordt op de bodem van de pan. Giet wijn over garnalen; gooi de maaidorser. Roer de

peterselie erdoor. Bedek losjes met folie om warm te blijven; aan de kant zetten.

3. Voeg de resterende 2 eetlepels olijfolie, de resterende 2 fijngehakte teentjes knoflook, de radijzen en de geplette rode peper toe aan de pan. Kook en roer op middelhoog vuur gedurende 3 minuten of tot de bieten zacht beginnen te worden. Roer voorzichtig de spinazie erdoor; Kook en roer nog 1-2 minuten of tot de spinazie net geslonken is.

4. Verdeel het spinaziemengsel over drie borden om te serveren. Top met garnalenmengsel. Serveer met garnalen en met citroen geperste greens.

KRABSALADE MET AVOCADO, POMPELMOES EN BOONTJES

VAN BEGIN TOT EIND:Bereiding: 4 porties in 30 minuten

ENTRECOTE OF FILET MIGNON IS HET LEKKERSTVOOR DEZE SALADE. GROTE STUKKEN KRABVLEES BEVATTEN GROTE STUKKEN DIE PERFECT IN SALADES PASSEN. DE RUGVIN IS EEN MENGSEL VAN STUKJES KRABVLEES EN KLEINE STUKJES KRAB. HOEWEL DE ACHTERVINNEN KLEINER ZIJN DAN DIE VAN GROTE KRABBEN, WERKEN ZE GOED. NATUURLIJK IS VERSE KRAB HET LEKKERST, MAAR ONTDOOIDE DIEPGEVROREN KRAB IS OOK EEN GOEDE KEUZE.

6 kopjes babyspinazie
½ medium tapioca, geschild en in stukjes*
2 roze of robijnrode grapefruits, geschild, zonder zaadjes, in plakjes**
2 kleine avocado's, gehalveerd
1 pond biefstuk of entrecote
Basilicum-grapefruitsaus (zie recept rechts)

1. Verdeel de spinazie over vier borden. Voeg de jicama, grapefruitpulp en gereserveerd sap, avocado en krabvlees toe. Giet de basilicumsaus.

Basil-Grapefruit Vinaigrette: combineer ⅓ kopje extra vierge olijfolie in een schroefdeksel; ¼ kopje vers grapefruitsap; 2 eetlepels vers sinaasappelsap; ½ kleine sjalot, fijngehakt; 2 eetlepels gehakte verse basilicum; ¼ theelepel gemalen rode peper; en ¼ theelepel zwarte peper. Sluit het deksel en schud goed.

*Tip: Julienne's dunschiller snijdt de erwten snel in dunne reepjes.

**Tip: snijd een grapefruit door een schijfje van de boven- en onderkant van de vrucht af te snijden. Plaats het verticaal op het werkoppervlak. Snijd het fruit van boven naar beneden in partjes, volg de cirkel van het fruit om de schil in reepjes te verwijderen. Houd het fruit boven een kom en gebruik een schilmesje om randen van elke plak in het midden van het fruit te snijden om de zaden uit de zaden te halen. Doe de stukjes in een kom met het opgehoopte sap. Gooi de knuffelbeesten niet weg.

CAJUN KREEFTENSTAARTSOEP MET DRAGON AILO

VOORBEREIDING: 20 minuten Koken: 30 minuten Bereiding: 4 porties AFBEELDING

VOOR EEN ROMANTISCH DINER VOOR TWEEDIT RECEPT IS HEEL GEMAKKELIJK DOORMIDDEN TE SNIJDEN. SNIJD DE SCHAAL VAN DE KREEFTENSTAART MET EEN SCHERPE KEUKENSCHAAR OM DE RIJKE SMAAK TE ONTHULLEN.

- 2 Cajun-kruidenrecepten (zie recept)
- 12 teentjes knoflook, gepeld en verdeeld
- 2 citroenen, gehalveerd
- 2 grote wortelen, geschild
- 2 stengels bleekselderij, geschild
- 2 dille uien, dun gesneden
- 1 kg hele champignons
- 4 Maine-kreeftenstaarten 7-8 oz
- 4 x 8 inch bamboestokken
- ½ kopje Paleo Asoli (knoflookmayo) (zie recept)
- ¼ kopje Dijon-stijl mosterd (zie recept)
- 2 eetlepels gehakte verse dragon of peterselie

1. Doe 6 kopjes water, Cajun-kruiden, knoflook en citroen in een steelpan van 8 liter. Ketel; kook gedurende 5 minuten. Zet het vuur lager om de vloeistof aan de kook te brengen.

2. Snijd wortelen en selderij horizontaal in vier delen. Voeg de wortels, selderij en komijn toe aan het vocht. Dek af en kook gedurende 10 minuten. Meer paddenstoelen; dek af en kook gedurende 5 minuten. Plaats groenten op serveerschaal; Blijf warm.

3. Begin met de staart van elke kreeft en steek een spies tussen het vlees en de schaal, bijna door de staart. (Dit voorkomt dat de staart opkrult tijdens het koken.) Zet het vuur lager. Kook kreeftenstaarten in kokend water gedurende 8 tot 12 minuten, of tot de schelpen felrood zijn wanneer ze met een vork worden doorboord en het vlees zacht is. Haal de kreeft uit het kokende water. Gebruik een theedoek om de kreeftenstaarten af te snijden, verwijder ze en gooi ze weg.

4. Meng in een kleine kom de paleo aioli, Dijon-mosterd en dragon. Geserveerd met kreeft en groenten.

GEBAKKEN MOSSELEN MET KURKUMA KNOFLOOK

START TOT FINISH: 1U15 VOOR: 4 PORTIES

HET IS FRANSE KLASSIEKE MUZIEKGESTOOMDE VENUSSCHELPEN EN KRUIDEN MET WITTE WIJN, GESERVEERD MET KROKANTE AARDAPPELEN. VERWIJDER KOKKELS DIE NIET SCHILLEN VOOR HET KOKEN EN KOKKELS DIE HUN MOND NIET OPENEN NA HET KOKEN.

AARDAPPELEN MET GELE RADIJS

1½ pond gele bieten, geschild en in juliennereepjes van 3¼ inch gesneden

3 eetlepels olijfolie

2 teentjes knoflook, gehakt

¼ theelepel zwarte peper

⅛ theelepel cayennepeper

SAFFRAAN AIOLI

⅓ kopje Paleo Asoli (knoflookmayo) (zie recept)

⅛ theelepel fijngemalen saffraandraadjes

JONGEN

4 eetlepels olijfolie

½ kopje gehakte bieslook

6 teentjes knoflook, fijngehakt

¼ theelepel zwarte peper

3 glazen droge witte wijn

3 grote takjes platte peterselie

4 kg mosselen, schoongemaakt en in stukjes*

¼ kopje gehakte verse Italiaanse peterselie (platte bladeren)

2 eetlepels gehakte verse dragon (optioneel)

1. Verwarm de oven voor op 200°C om de bieten te roosteren. Week de plakjes gele radijs in koud water, dek af en zet 30 minuten in de koelkast; Giet af en dep droog met keukenpapier.

2. Bekleed een grote bakplaat met bakpapier. Plaats de rapen in een zeer grote kom. Combineer 3 el olijfolie, 2 fijngehakte teentjes knoflook, ¼ tl zwarte peper en cayennepeper in een kleine kom; bestrooi met peterselie en meng. Verdeel de gouden radijzen gelijkmatig over de voorbereide bakplaat. Bak 30 tot 35 minuten of tot ze zacht zijn en bruin beginnen te worden, af en toe roeren.

3. Om de aioli te maken, combineer de paleo aioli en saffraan in een kleine kom. Dek af en zet in de koelkast tot het klaar is om te serveren.

4. Verhit ondertussen 4 eetlepels olijfolie in een koekenpan van 6-8 liter of een Nederlandse oven op middelhoog vuur. Voeg sjalotten, 6 teentjes knoflook en ¼ theelepel zwarte peper toe; Kook ongeveer 2 minuten of tot ze gaar en goudbruin zijn, onder regelmatig roeren.

5. Voeg wijn en peterselietakjes toe aan de pot; Kookt. Voeg de mosselen toe en roer een paar keer om. Dek af en stoom 3 tot 5 minuten of tot de schaal opengaat, roer twee keer. Gooi mosselen weg die hun mond niet openen.

6. Doe de mosselen met grote schelpen in de slowcooker. Verwijder de takjes peterselie uit het kookvocht en gooi ze weg; Giet kokend water over de mosselen. Bestrooi indien gewenst met gehakte peterselie en dragon. Serveer direct met friet en saffraan-aioli.

*Tip: Bak de mosselen op de dag dat je ze koopt. Als u wilde kokkels gebruikt, week ze dan 20 minuten in een kom met koud water om het zand en grind weg te spoelen. (Voor gekweekte mosselen is dit niet nodig.) Maak elke mossel schoon met een harde borstel onder koud stromend water. Mosselen ongeveer 10-15 minuten voor het koken. De antennes zijn een kleine verzameling vezels die uit de schors steken. Verwijder de baard door deze tussen duim en wijsvinger vast te pakken en naar het scharnier toe te trekken. (Deze methode zal de kokkels niet doden.) Je kunt ook een tang of pincet gebruiken om de vis te vangen. Zorg ervoor dat elke schelp goed is afgesloten. Als de behuizing al open is, tikt u zachtjes op het oppervlak. Verwijder geschubde kokkels in enkele minuten. Gooi kokkels met gebarsten of beschadigde schelpen weg.

GEBAKKEN COQUILLES MET RODE BIET

VAN BEGIN TOT EIND:Bereiding: 4 porties in 30 minutenAFBEELDING

OM EEN MOOI GOUDBRUIN KORSTJE TE KRIJGEN,VOORDAT U DE SINT-JAKOBSSCHELPEN IN DE PAN LEGT, MOET U ERVOOR ZORGEN DAT HET OPPERVLAK VAN DE SINT-JAKOBSSCHELPEN DROOG IS EN DAT DE PAN HEET IS. KOOK OOK DE SINT-JAKOBSSCHELPEN 2-3 MINUTEN ZONDER TE ROEREN EN CONTROLEER GOED VOORDAT U ZE OMDRAAIT.

1 kg verse of diepgevroren sint-jakobsschelpen, drooggedept met keukenpapier

3 middelgrote radijzen, geschild en fijngehakt

½ Granny Smith appel, geschild en in blokjes gesneden

2 jalapeños, stengel, zaden en fijngehakt (zieadvies)

¼ kopje gehakte verse koriander

2 eetlepels gesnipperde rode ui

4 eetlepels olijfolie

2 eetlepels vers citroensap

witte peper

1. Ontdooi oesters als ze bevroren zijn.

2. Meng in een middelgrote kom bieten, appels, jalapeños, koriander, ui, 2 eetlepels olijfolie en citroensap. Mengen. Reserveer tijd om de sint-jakobsschelpen voor te bereiden.

3. Was de sint-jakobsschelpen; afdrogen met keukenpapier. Verhit in een grote pan de resterende 2 eetlepels olijfolie op middelhoog vuur. Sint-jakobsschelpen toevoegen; Bak 4 tot 6 minuten of tot de bovenkant goudbruin en licht

ondoorzichtig is. Bestrooi de sint-jakobsschelpen lichtjes met witte peper.

4. Verdeel voor het serveren de rode bietenkruiden gelijkmatig over een serveerschaal. afgewerkt met sint-jakobsschelpen. Serveer onmiddellijk.

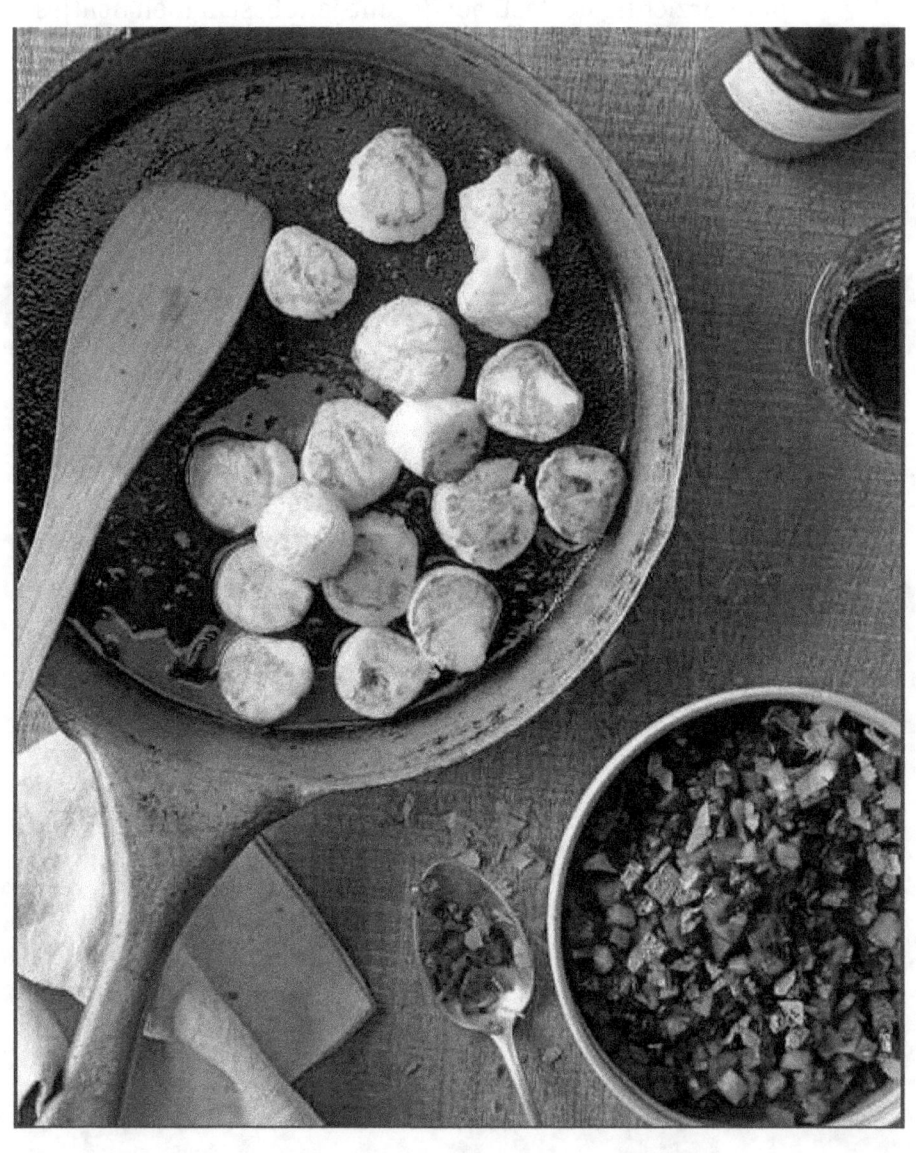

GEGRILDE COQUILLES MET SALSA VAN KOMKOMMER EN DILLE

VOORBEREIDING:35 minuten afkoelen: 1-24 uur koken: 9 minuten voorbereiding: 4 porties

HIER IS EEN TIP VOOR DE PERFECTE AVOCADO:KOOP ZE ALS ZE KOEL EN STEVIG ZIJN EN KOOK ZE VERVOLGENS EEN PAAR DAGEN OP DE KOOKPLAAT TOT ZE EEN BEETJE GESMOLTEN ZIJN ALS JE ER LICHTJES OP DRUKT MET JE VINGER. ALS ZE STEVIG EN RIJP ZIJN, ZULLEN ZE NIET BRUIN WORDEN ALS ZE VAN DE MARKT WORDEN VERVOERD.

12 of 16 verse of bevroren sint-jakobsschelpen (1¼ tot 1¾ pond totaal)

¼ kopje olijfolie

4 teentjes knoflook, fijngehakt

1 theelepel versgemalen zwarte peper

2 middelgrote courgettes, bijgesneden en in de lengte gehalveerd

½ middelgrote komkommer, in de lengte gehalveerd en horizontaal in dunne plakjes gesneden

1 middelgrote avocado, gehalveerd, ontpit, geschild en in blokjes gesneden

1 middelgrote tomaat, ontpit en in stukjes gesneden

2 theelepels gehakte verse munt

1 theelepel gehakte verse dille

1. Ontdooi oesters als ze bevroren zijn. Spoel de sint-jakobsschelpen in koud water; afdrogen met keukenpapier. Meng in een grote kom 3 eetlepels olie, knoflook en ¾ theelepel peper. Sint-jakobsschelpen toevoegen; zachtjes in de jas liggen. Dek af en zet in de koelkast gedurende minimaal 1 uur of maximaal 24 uur, af en toe roeren.

2. Bestrijk de courgettehelften met de resterende eetlepel olie; Bestrooi met de resterende ¼ theelepel peper.

3. Verwijder sint-jakobsschelpen, gooi saus weg. Rijg twee stokjes van 10-12 inch door elke sint-jakobsschelp, gebruik 3 of 4 sint-jakobsschelpen per paar, laat een ruimte van ½ inch tussen de sint-jakobsschelpen.

4. Plaats voor een houtskool- of gasgrill de sint-jakobsschelpen en de courgettehelften op een bakplaat direct op middelhoog vuur.** Dek af en kook tot de sint-jakobsschelpen ondoorzichtig zijn en de courgette gaar is, draai halverwege het koken. fruit tijdens het koken. 6-8 minuten voor de sint-jakobsschelpen en 9-11 minuten voor de courgette.

5. Meng ondertussen voor de salsa de komkommer, avocado, tomaat, munt en komijn in een middelgrote kom. Roer voorzichtig om te combineren. Leg op elk van de 4 serveerschalen 1 sint-jakobsschelp. Snijd de courgette diagonaal doormidden en leg ze op een bord bij de sint-jakobsschelpen. Verdeel het komkommermengsel gelijkmatig over de sint-jakobsschelpen.

*Tip: Als u houten spiesen gebruikt, leg ze dan 30 minuten in ruim water voordat u ze gebruikt.

**Cake: bereid zoals aangegeven in stap 3. Plaats sint-jakobsschelpen en courgettehelften op een onverwarmd rek van een vleeskuikenpan. Grill 4 tot 5 inch op hoog vuur tot de sint-jakobsschelpen ondoorzichtig zijn en de courgette zacht is, halverwege het koken keren. 6-8 minuten voor de coquilles en 10-12 minuten voor de courgette.

GEBAKKEN COQUILLES MET TOMATENSAUS, OLIJFOLIE EN KRUIDEN

VOORBEREIDING: 20 minuten Koken: 4 minuten Bereiding: 4 porties

DE SAUS LIJKT BIJNA OP HETE AZIJN. OLIJFOLIE, VERS GESNEDEN TOMATEN, LIMOENSAP EN KRUIDEN WORDEN DOOR ELKAAR GEGOOID EN LICHTJES VERHIT – NET GENOEG OM DE SMAKEN TE LATEN VERSMELTEN – EN GESERVEERD MET BRUINE SINT-JAKOBSSCHELPEN EN KNAPPERIGE ZONNEBLOEMSALADE.

SINT-JAKOBSSCHELPEN EN SAUS

- 1-1½ kg verse of diepgevroren grote sint-jakobsschelpen (ongeveer 12)
- 2 grote Roma-tomaten, geschild,* ontpit en fijngehakt
- ½ kopje olijfolie
- 2 eetlepels vers citroensap
- 2 eetlepels gehakte verse basilicum
- 1-2 theelepels gehakte bieslook
- 1 eetlepel olijfolie

SALADE

- 4 kopjes zonnebloemspruiten
- 1 citroen, in plakjes
- Ongeraffineerde olijfolie

1. Ontdooi oesters als ze bevroren zijn. Sint-jakobsschelpen gewassen; droog. De rand.

2. Combineer voor de saus de tomaten, ½ kopje olijfolie, citroensap, basilicum en bieslook in een kleine steelpan; aan de kant zetten.

3. Verhit 1 eetlepel olijfolie in een grote pan op middelhoog vuur. Sint-jakobsschelpen toevoegen; Bak gedurende 4 tot 5 minuten of tot ze goudbruin en ondoorzichtig zijn, draai ze halverwege het koken om.

4. Leg de slascheuten op een bord. Knijp de schijfjes citroen over de spruitjes en besprenkel met een beetje olijfolie. Start om verbinding te maken.

5. Verwarm de saus op laag vuur; kook niet. Giet de saus in het midden van het bord; Garneer met 3 sint-jakobsschelpen. Geserveerd met spruitensalade.

*Tip: Schil de tomaten voorzichtig door ze 30 seconden tot 1 minuut in kokend water te laten vallen of totdat de schil begint los te laten. Haal de tomaten uit het kookwater en leg ze direct in een kom met ijswater om te voorkomen dat de tomaten rijpen. Als de tomaten koel genoeg zijn om te hanteren, pel ze dan.

GEGRILDE BLOEMKOOL MET DILLE EN UIEN

VOORBEREIDING:15 minuten Bereidingstijd: 25 minuten Bereiding: 4 porties<u>AFBEELDING</u>

DIT HEEFT IETS BIJZONDER INTRIGERENDSVAN DE RUSTIEKE COMBINATIE VAN GEROOSTERDE BLOEMKOOL EN DILLE. DIT GERECHT BEVAT DE ZOETHEID VAN ROZIJNEN. ALS JE WILT, KUN JE HET IN STAP 2 EEN BEETJE OPWARMEN MET ¼-½ THEELEPEL GEMALEN RODE PEPER, KOMIJN EN KRENTEN.

- 3 eetlepels ongeraffineerde kokosolie
- 1 middelgrote bloemkool, in roosjes gesneden (4-5 kopjes)
- 2 dillekoppen, gehakt
- 1½ kopje bevroren zilveruitjes, ontdooid en uitgelekt
- ¼ kopje rozijnen
- 2 theelepels komijnzaad
- Gehakte verse dille (optioneel)

1. Verhit de kokosolie in een zeer grote pan op middelhoog vuur. Bloemkool, dille en uien toevoegen. Dek af en kook gedurende 15 minuten, af en toe roerend.

2. Zet het vuur laag tot medium-laag. Voeg rozijnen en komijn toe aan de koekenpan; Kook, onafgedekt, ongeveer 10 minuten of tot de bloemkool en komijn zacht en goudbruin zijn. Garneer eventueel met dille.

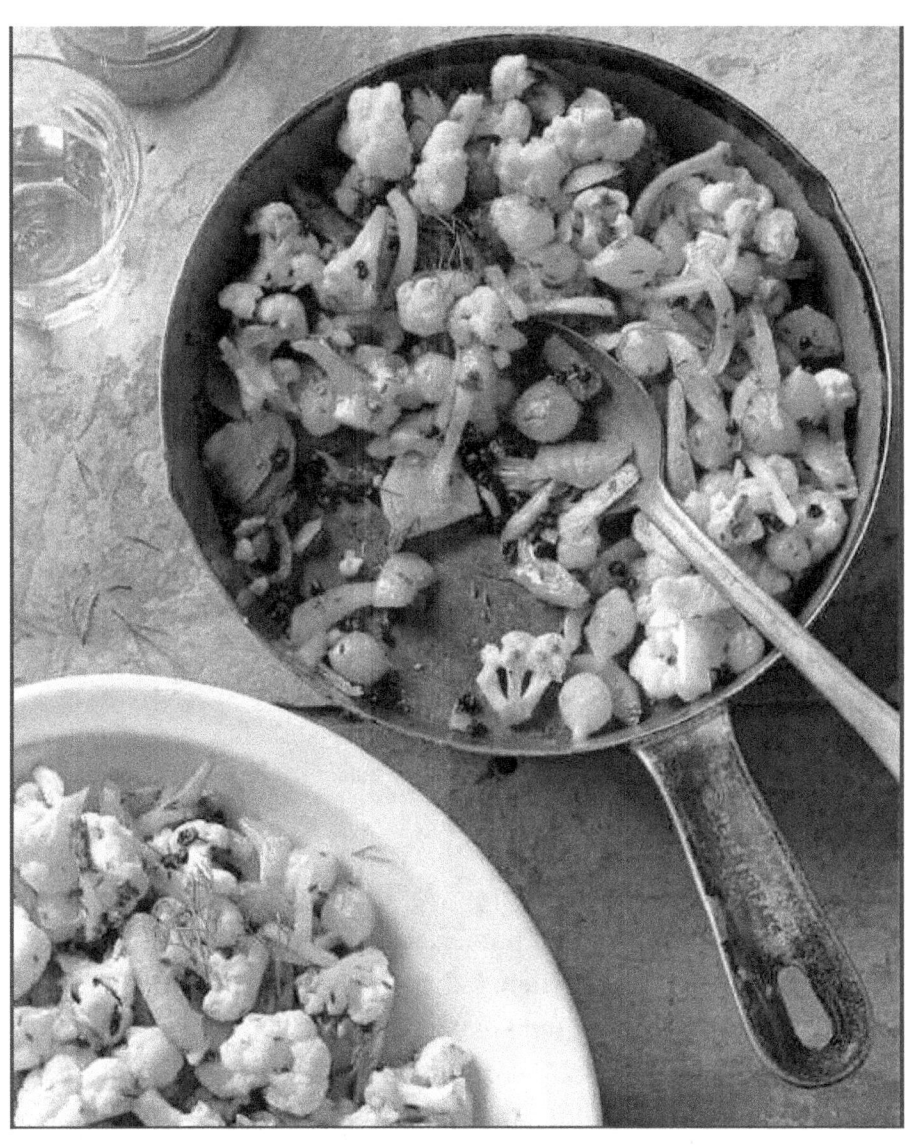

DIKKE AUBERGINESAUS MET SPAGHETTIPOMPOEN

VOORBEREIDING:30 minuten koken: 50 minuten afkoelen: 10 minuten koken: 10 minuten Bereiden: 4 porties

DIT HEERLIJKE BIJGERECHT IS HEEL GEMAKKELIJK TE BEREIDENALS HOOFDGERECHT. VOEG ONGEVEER 1 POND GEKOOKT RUNDVLEES OF BIZONS TOE AAN HET MENGSEL VAN AUBERGINE EN TOMAAT NADAT JE HET LICHTJES HEBT GEMENGD MET DE AARDAPPELPUREE.

- 1 spaghettipompoen, 2-2½ kg
- 2 eetlepels olijfolie
- 1 kopje gehakte aubergine, geschild
- ¾ kopje gehakte ui
- 1 kleine rode paprika, gehakt (½ kopje)
- 4 teentjes knoflook, fijngehakt
- 4 middelgrote rijpe rode tomaten, geschild en indien gewenst in stukjes gesneden (ongeveer 2 kopjes)
- ½ kopje gehakte verse basilicum

1. Verwarm de oven voor op 375°F. Bekleed een kleine ovenschaal met bakpapier. De spaghettipompoen wordt horizontaal gesneden. Gebruik een grote lepel om de zaden en het touwtje te verwijderen. Leg de gesneden pompoenhelften met de snijkant naar beneden op de voorbereide bakplaat. Bak onafgedekt gedurende 50 tot 60 minuten of tot de pompoen gaar is. Laat ongeveer 10 minuten afkoelen op een rooster.

2. Verhit ondertussen de olijfolie in een grote pan op middelhoog vuur. Voeg ui, aubergine en paprika toe; Kook 5 tot 7 minuten of tot de groenten gaar zijn, af en toe

roeren. Voeg knoflook toe; kook en roer nog eens 30 seconden. Tomaten toevoegen; kook 3 tot 5 minuten of tot de tomaten zacht zijn, af en toe roeren. Roer het mengsel voorzichtig terwijl je de aardappelen pureert. Roer de helft van de basilicum erdoor. Dek af en kook gedurende 2 minuten.

3. Gebruik een pannenlap of handdoek om de pompoenhelften vast te houden. Schraap met een vork het pompoenvlees in een middelgrote kom. Verdeel de pompoen over vier borden. Besprenkel met saus. Strooi de resterende basilicum erover.

PORTOBELLO GEVULDE CHAMPIGNONS

VOORBEREIDING: 35 minuten Koken: 20 minuten Koken: 7 minuten Voor: 4 porties

DE MEEST VERSE PORTOBELLOZOEK NAAR PADDENSTOELEN DIE NOG INTACT ZIJN. DE UITEINDEN ZIEN ER NAT UIT, MAAR NIET NAT OF ZWART, MET VOLDOENDE RUIMTE ERTUSSEN. ALS JE ALLE CHAMPIGNONS WILT KLAARMAKEN OM TE KOKEN, VEEG ZE DAN AF MET EEN LICHT VOCHTIGE PAPIEREN HANDDOEK. NOOIT PADDENSTOELEN IN WATER LATEN WEKEN OF WEKEN - ZE ABSORBEREN GOED EN WORDEN PLAKKERIG EN WATERIG.

- 4 grote Portobello-champignons (ongeveer 1 kg in totaal)
- ¼ kopje olijfolie
- 1 eetlepel rookaroma (zie recept)
- 2 eetlepels olijfolie
- ½ kopje gehakte bieslook
- 1 eetlepel gehakte knoflook
- 1 pond snijbiet, gesteeld en fijngehakt (ongeveer 10 kopjes)
- 2 theelepels mediterrane kruiden (zie recept)
- ½ kopje gehakte radijzen

1. Verwarm de oven voor op 400°F. Verwijder de steel van de paddenstoel en bewaar deze voor stap 2. Gebruik het uiteinde van de spatel om de dop eraf te schrapen; weigeren te dragen Plaats champignondoppen in een rechthoekige ovenschaal van 3 liter; Bestrijk beide kanten van de champignons met ¼ kopje olijfolie. Draai de hoedjes van de champignons zodat de rand van het lichaam naar boven wijst; bestrooi met gerookte kruiden.

Bedek de ovenschaal met aluminiumfolie. Bak afgedekt ongeveer 20 minuten of tot het gaar is.

2. Snijd ondertussen de steeltjes van de champignons en zet apart; aan de kant zetten. Verwijder voor radijzen de dikke ribben van de bladeren en gooi ze weg. Hak de radijsblaadjes fijn.

3. Verhit 2 eetlepels olijfolie in een zeer grote pan op middelhoog vuur. Voeg bieslook en knoflook toe; Breng aan de kook en roer gedurende 30 seconden. Voeg gehakte champignonstengels, gehakte snijbiet en mediterrane kruiden toe. Kook onafgedekt gedurende 6 tot 8 minuten of tot de bieten zacht zijn, af en toe roerend.

4. Verdeel het koolmengsel over de champignonhoedjes. Giet de resterende vloeistof in de ovenschaal over de gevulde champignons. Garneer met gehakte radijsjes.

GEROOSTERDE RADICCHIO

VOORBEREIDING: 20 minuten Koken: 15 minuten Bereiding: 4 porties

RADICCHIO WORDT HET MEEST GEGETENALS ONDERDEEL VAN EEN SALADE OM GROENTEN BITTER TE MAKEN, MAAR HET KAN OOK IN ZIJN GEHEEL WORDEN GEBAKKEN OF GEGRILD. EEN LICHTE BITTERHEID IS KENMERKEND VOOR RADICCHIO, MAAR JE WILT NIET DAT HET TE STERK IS. ZOEK NAAR KLEINERE TOPPEN MET BLADEREN DIE ER FRIS EN KNAPPERIG UITZIEN, NIET VERWELKT. DE PUNT VAN DE CUP MAG LICHTBRUIN ZIJN, MAAR HET GROOTSTE DEEL MOET WIT ZIJN. IN DIT RECEPT VOEGT EEN BEETJE BALSAMICOAZIJN ZOETHEID TOE VOOR HET OPDIENEN.

- 2 grote radicchio-koppen
- ¼ kopje olijfolie
- 1 theelepel mediterrane kruiden (zie recept)
- ¼ kopje balsamicoazijn

1. Verwarm de oven voor op 400°F. Snijd de radijzen in vieren, laat een deel van de kern achter (je zou 8 plakjes moeten hebben). Bestrijk de snijkanten van de plakjes radicchio met olijfolie. Leg de gesneden plakjes met de bedrukte zijde naar beneden op de bakplaat; Bestrooi met mediterrane kruiden.

2. Bak ongeveer 15 minuten of tot de radicchio geslonken is en draai halverwege de kooktijd om. Schik de radicchio op een serveerschaal. Besprenkel met balsamicoazijn; onmiddellijk serveren.

GEGRILDE DILLE MET SINAASAPPELAZIJN

VOORBEREIDING:25 minuten koken: 25 minuten koken: 4 porties

BEWAAR EXTRA AZIJN OM ZE WEG TE GOOIENIN EEN SALADE OF BIJ GEGRILD VARKENSVLEES, GEVOGELTE OF VIS. BEWAAR OVERGEBLEVEN AZIJN MAXIMAAL 3 DAGEN IN EEN LUCHTDICHTE VERPAKKING IN DE KOELKAST.

6 eetlepels extra vergine olijfolie plus meer om mee te poetsen

1 grote dille, bijgesneden, klokhuis verwijderd en in plakjes gesneden (reserveer indien gewenst voor garnering)

1 rode ui, in plakjes

½ sinaasappel, in dunne plakjes

½ kopje sinaasappelsap

2 eetlepels witte azijn of champagne azijn

2 eetlepels appelcider

1 theelepel komijnzaad

1 theelepel gehakte sinaasappelschil

½ theelepel Dijon-mosterd (zierecept)

zwarte pepers

1. Verwarm de oven voor op 425°F. Vet een grote bakplaat licht in met olijfolie. Leg dille, ui en sinaasappelschijfjes op bakplaat; besprenkel met 2 el olijfolie. Gooi de groenten voorzichtig in de olie om ze te coaten.

2. Bak groenten gedurende 25 tot 30 minuten of tot ze zacht en lichtbruin zijn, draai ze halverwege het koken om.

3. Doe ondertussen voor de sinaasappelazijn het sinaasappelsap, de azijn, de cider, het venkelzaad, de sinaasappelschil, de Dijon-mosterd en de piment in een

blender. Voeg terwijl de blender draait langzaam de resterende 4 eetlepels olijfolie toe in een dun straaltje. Blijf roeren tot de azijn dikker wordt.

4. Leg de groenten op een bord. Besprenkel de groenten met azijn. Garneer eventueel met dilleblaadjes.

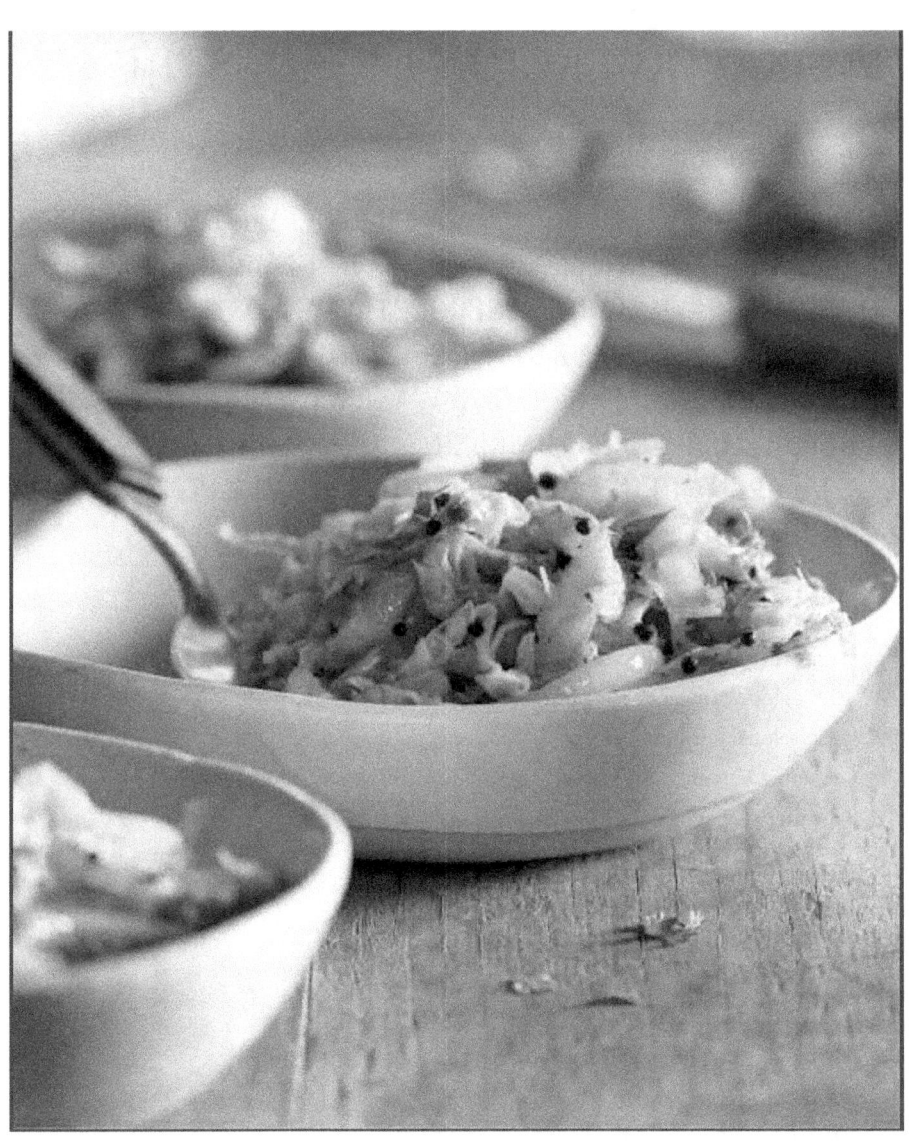

SAVOOIEKOOL PUNJABI-STIJL

VOORBEREIDING:20 minuten Koken: 25 minuten Bereiding: 4 porties<u>AFBEELDING</u>

HET IS VERBAZINGWEKKEND WAT ER IS GEBEURDKOOL HEEFT EEN MILDE, PRETENTIELOZE SMAAK MET GEMBER, KNOFLOOK, CHILI EN INDIASE KRUIDEN. GEROOSTERDE MOSTERD, KORIANDER EN KOMIJNZAAD VOEGEN ZOWEL SMAAK ALS CRUNCH TOE AAN DIT GERECHT. WAARSCHUWING: HET IS HEET! DE CHILIPEPERS ZIJN KLEIN MAAR KRACHTIG - EN ER ZIT OOK JALAPEÑO IN HET GERECHT. ALS JE MINDER HITTE WILT, GEBRUIK DAN GEWOON JALAPEÑO.

- 1 verse gemberwortel 2 inch, geschild en in plakjes van 1 inch gesneden
- 5 teentjes knoflook
- 1 grote jalapeño, gesteeld, gezaaid en gehalveerd (zie<u>advies</u>)
- 2 theelepels ongezouten garam masala
- 1 theelepel kurkumapoeder
- ½ kopje kippenbouillon (zie<u>recept</u>) of ongezouten kippenbouillon
- 3 eetlepels geraffineerde kokosolie
- 1 eetlepel zwarte mosterdzaadjes
- 1 theelepel korianderzaad
- 1 theelepel dille
- 1 hele vogelbekpeper (chile de arbol) (zie<u>advies</u>)
- 1 3-inch kaneelstokje
- 2 kopjes dun gesneden gele ui (ongeveer 2 medium)
- 12 kopjes dun gesneden zuurkool, uitgehold (ongeveer 1½ pond)
- ½ kopje gehakte verse koriander (optioneel)

1. Doe gember, knoflook, jalapeño, garam masala, kurkuma en ¼ kopje kippenbouillon in een keukenmachine of blender. Dek af en verwerk of meng tot een gladde massa; aan de kant zetten.

2. Meng in een zeer grote pan de kokosolie, mosterdzaad, korianderzaad, komijn, chili en kaneelstokjes. Bak in een koekenpan op middelhoog vuur, vaak schuddend, gedurende 2-3 minuten of tot de kaneelstokjes opengaan. (Let op - mosterdzaadjes barsten en spetteren tijdens het koken.) Voeg ui toe; Kook en roer gedurende 5-6 minuten of tot de uien lichtbruin zijn. Gembermengsel toevoegen. Kook 6 tot 8 minuten of tot het mengsel goed gekarameliseerd is, vaak roerend.

3. Voeg kool en resterende bottenbouillon toe; Mengen. Dek af en kook ongeveer 15 minuten of tot de kool zacht is, roer twee keer. Open de pan. Kook en roer gedurende 6-7 minuten of tot de kool lichtbruin is en overtollig kippenbot is verdampt.

4. Haal het kaneel- en chilistokje eruit. Bestrooi eventueel met koriander.

KANEEL GEBAKKEN POMPOEN

VOORBEREIDING: 20 minuten Koken: 30 minuten Bereiding: 4 tot 6 porties

EEN BEETJE CAYENNEPEPERVOEG GEWOON EEN BEETJE WARMTE TOE AAN DEZE GEBAKKEN POMPOENBLOKJES. HET IS GEMAKKELIJK OM TE VERTREKKEN ALS JE WILT. SERVEER DIT EENVOUDIGE GERECHT MET GEROOSTERD VARKENSVLEES OF KARBONADES.

1 pompoen (ongeveer 2 pond), geschild, ontpit en in blokjes van 1 inch gesneden

2 eetlepels olijfolie

½ theelepel gemalen kaneel

¼ theelepel zwarte peper

⅛ theelepel cayennepeper

1. Verwarm de oven voor op 400°F. Meng in een grote kom de pompoen met de olijfolie, kaneel, zwarte peper en cayennepeper. Bekleed een grote bakplaat met bakpapier. Spreid de pompoen uit op de bakplaat in een enkele laag.

2. Bak 30 tot 35 minuten of tot de pompoen zacht en goudbruin is aan de randen, en keer een of twee keer om.

GEBAKKEN ASPERGES MET GEPOCHEERDE EIEREN EN PECANNOTEN

VAN BEGIN TOT EIND:Bereiding: 4 porties in 15 minuten

HET IS EEN KLASSIEKEREEN FRANS GROENTEGERECHT GENAAMD ASPERGES MIMOSA - ZO GENOEMD OMDAT DE GROENE, WITTE EN GELE KLEUR VAN HET AFGEWERKTE GERECHT LIJKT OP DE BLOEM MET DEZELFDE NAAM.

1 pond verse asperges, gehakt

5 eetlepels geroosterde knoflookazijn (zie recept)

1 hardgekookt ei, gepeld

3 eetlepels gehakte pecannoten, geroosterd (zie advies)

Vers gemalen zwarte peper

1. Plaats het ovenrek op 10 cm van het verwarmingselement; Verwarm de grill op hoog vuur.

2. Spreid de asperges uit op een bakplaat bekleed met bakpapier. Besprenkel met 2 eetlepels geroosterde knoflookazijn. Hussel de asperges met je handen door de azijn. Laat 3 tot 5 minuten sudderen of tot ze gezwollen en zacht zijn, draai de asperges elke minuut om. Breng over naar een serveerschaal.

3. Snijd het ei doormidden; Passeer het ei door een zeef over de asperges. (Je kunt de eieren ook raspen met de grote openingen van de rasp.) Giet de resterende 3 eetlepels van de geroosterde knoflookazijn over de asperges en eieren. Strooi er peper over.

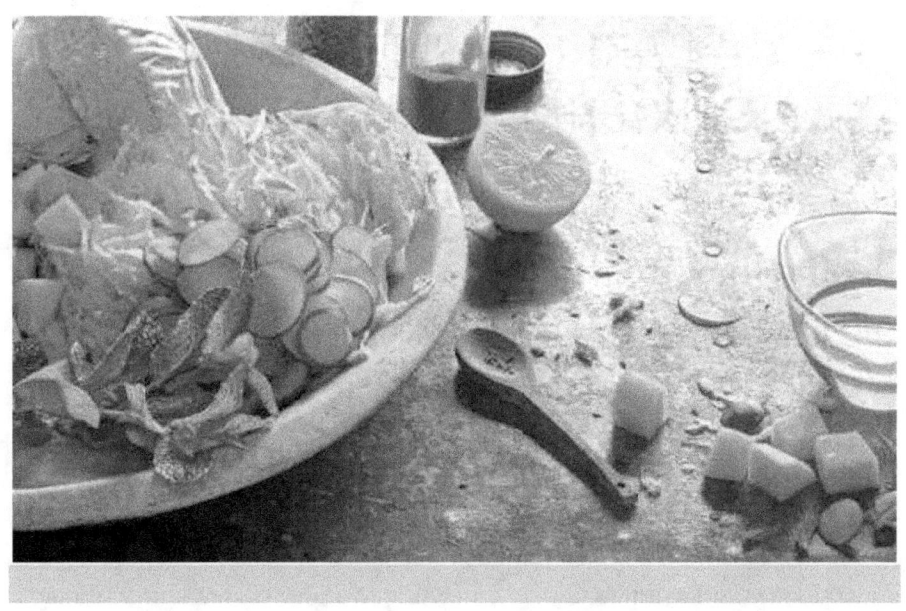

SLABLAADJES MET RADIJS, MANGO EN MUNT

VAN BEGIN TOT EIND: Bereiding: 6 porties in 20 minuten<u>AFBEELDING</u>

- 3 eetlepels vers citroensap
- ¼ theelepel cayennepeper
- ¼ tl dille
- ¼ kopje olijfolie
- 4 kopjes geraspte kool
- 1½ kopje zeer dun gesneden radijs
- 1 kop in blokjes gesneden rijpe mango
- ½ kopje knoflook, diagonaal gesneden
- ⅓ kopje gehakte verse munt

1. Combineer voor de saus limoensap, cayennepeper en gemalen komijn in een grote kom. Klop de olijfolie tot een dunne reep.

2. Doe de kool, radijs, mango, groene uien en munt in een pan. Roer om te combineren.

ROLLETJE GEGRILDE KOOL MET DILLE EN CITROEN

VOORBEREIDING: 10 minuten Koken: 30 minuten Bereiding: 4 tot 6 porties

3 eetlepels olijfolie

1 middelgrote sluitkool, in rondjes van 2,5 cm gesneden

2 theelepels Dijon-mosterd (zie recept)

1 theelepel gehakte citroenschil

¼ theelepel zwarte peper

1 theelepel dille

Plakjes citroenen

1. Verwarm de oven voor op 400°F. Vet een grote ovenschaal in met 1 eetlepel olijfolie. Leg de plakjes kool op een bakplaat; aan de kant zetten.

2. Klop in een kleine kom de resterende 2 eetlepels olijfolie, Dijon-mosterd en citroenschil door elkaar. Spreid de koolstukjes uit op de bakplaat en zorg ervoor dat de mosterd en citroenschil goed verdeeld zijn. Strooi peper en komijn erover.

3. Bak gedurende 30 tot 35 minuten of tot de kool gaar is en de randen goudbruin zijn. Serveer met citroen die over de kool is geperst.

GEBAKKEN KOOL MET SINAASAPPEL-BALSAMICO KIKKERERWTEN

VOORBEREIDING: 15 minuten Koken: 30 minuten Bereiding: 4 porties

3 eetlepels olijfolie
1 kleine kool, kern verwijderd en in 8 plakjes gesneden
½ theelepel zwarte peper
⅓ kopje balsamicoazijn
2 theelepels gehakte sinaasappelschil

1. Verwarm de oven voor op 200°C. Vet een grote ovenschaal in met 1 eetlepel olijfolie. Spreid de plakjes kool uit op een bakplaat. Bestrijk de kool met de resterende 2 eetlepels olijfolie en bestrooi met peper.

2. Kook de kool 15 minuten. Snijd de koolschijfjes; Bak nog eens 15 minuten of tot de kool gaar is en de randen goudbruin zijn.

3. Combineer balsamicoazijn en sinaasappelschil in een kleine steelpan. Breng aan de kook op middelhoog vuur; verminderen Laat ongeveer 4 minuten sudderen of tot de helft is ingekookt. Giet over de gegrilde koolschijfjes; onmiddellijk serveren.

GESTOOFDE KOOL MET DILLECREME EN GEROOSTERDE WALNOTEN

VOORBEREIDING: 20 minuten Koken: 40 minuten Bereiding: 6 porties

- 3 eetlepels olijfolie
- 1 sjalot, fijngehakt
- 1 kleine kool, in 6 partjes gesneden
- ½ theelepel zwarte peper
- 1 kop kippenbouillon (zie recept) of ongezouten kippenbouillon
- ¾ kopje cashewnoten (zie recept)
- 4 theelepels gehakte citroenschil
- 4 theelepels gehakte verse dille
- 1 eetlepel fijngehakte sjalotten
- ¼ kopje gehakte geroosterde walnoten (zie advies)

1. Verhit de olijfolie in een zeer grote pan op middelhoog vuur. Voeg bieslook toe; Kook 2-3 minuten of tot ze gaar en lichtbruin zijn. Voeg de plakjes kool toe aan de koekenpan. Bak onafgedekt gedurende 10 minuten of tot ze aan beide kanten lichtbruin zijn, draai ze halverwege de kooktijd een keer om. Strooi er peper over.

2. Giet de kippenbouillon in de pan. Ketel; hypothermie. Dek af en laat 25 tot 30 minuten sudderen of tot de kool zacht is.

3. Meng ondertussen in een kleine kom de romige komijnsaus met de cashewnoten, citroenschil, komijn en ui.

4. Leg de koolschijfjes op een bord om te serveren; giet over kookvocht. Giet de dillesaus erover en bestrooi met geroosterde walnoten.

GEGRILDE SESAM GEFRITUURDE MOSTERDBLAADJES

VOORBEREIDING:Koken 20 minuten: 19 minuten: 4 porties

2 eetlepels sesamzaadjes
2 eetlepels geraffineerde kokosolie
1 middelgrote ui, dun gesneden
1 middelgrote tomaat, gehakt
1 eetlepel gehakte verse gember
3 teentjes knoflook, fijngehakt
¼ theelepel gemalen rode peper
½ 3-3½ pond boerenkool, klokhuis verwijderd en zeer dun gesneden

1. Rooster sesamzaadjes in een zeer grote, droge koekenpan op middelhoog vuur gedurende 3-4 minuten of tot ze bijna goudbruin zijn, onder voortdurend roeren. Breng de zaden over in een kleine kom en laat ze volledig afkoelen. Breng de zaden over in een schone kruiden- of koffiemolen; grove maalpuls. Bewaar de gemalen sesamzaadjes.

2. Verhit ondertussen de kokosolie in dezelfde zeer grote pan op middelhoog vuur. Voeg uien toe; Kook ongeveer 2 minuten of tot het iets zachter is. Meng de tomaat, gember, knoflook en geperste paprika. Kook en roer nog 2 minuten.

3. Voeg de gesneden kool toe aan het tomatenmengsel in de koekenpan. Meng met een tang. Bak 12 tot 14 minuten of tot de kool zacht is en bruin begint te worden, af en toe roeren. Voeg gemalen sesamzaadjes toe; Mengen. Serveer onmiddellijk.

GEROOKTE RIBBETJES MET APPEL MOSTERDSAUS

WEKEN:1 uur stand-by: 15 minuten roken: 4 uur koken: 20 minuten koken: 4 portiesAFBEELDING

RIJKE SMAAK EN VLEZIGE TEXTUURGEROOKTE SPARERIBS HEBBEN IETS FRIS EN KROKANTS NODIG. BIJNA ELKE SLASOORT VOLDOET, MAAR DILLE (ZIERECEPTEN IN BEELDDEZE), SPECIAAL VOORDEEL.

RIBBEN
- 8 tot 10 stukjes appel- of hickoryhout
- 3-3½ kg varkenshaas
- ¼ kopje gerookte kruiden (zierecept)

SAUS
- 1 middelgrote aubergine, geschild, ontpit en fijngehakt
- ¼ kopje gehakte ui
- ¼ kopje water
- ¼ kopje appelazijn
- 2 eetlepels Dijon-mosterd (zierecept)
- 2-3 eetlepels water

1. Week de stukken hout minstens 1 uur voor het roken in voldoende water om ze te bedekken. Giet af voor gebruik. Snijd zichtbaar vet van de ribben. Verwijder indien nodig de dunne film achter de ribben. Leg de ribben in een grote ondiepe pan. Bestrooi gelijkmatig met gerookte kruiden; wrijf met de vingers. Laat 15 minuten op kamertemperatuur staan.

2. Plaats de pan met voorverwarmde houtskool, gedroogde chips en water in de stofzuiger volgens de instructies van de fabrikant. Giet water in de pan. Leg de ribben met de

botkant naar beneden op de grill boven een pan met water. (U kunt de ribben ook op een rooster leggen; plaats de ribben op de grill.) Dek af en rook gedurende 2 uur. Houd tijdens het roken de temperatuur van de roker rond de 225°F. Voeg indien nodig houtskool en water toe om de temperatuur en vochtigheid te behouden.

3. Combineer ondertussen voor de saus appelschijfjes, ui en ¼ kopje water in een kleine steelpan. Ketel; hypothermie. Laat 10 tot 12 minuten sudderen of tot de appelschijfjes heel zacht zijn, af en toe roeren. Enigszins koel; Breng ongedraineerde appels en uien over in een keukenmachine of blender. Dek af en verwerk of mix tot een gladde massa. Doe het gepureerde mengsel terug in de pan. Roer azijn en Dijon-mosterd erdoor. Kook op middelhoog vuur gedurende 5 minuten, af en toe roerend. Voeg 2-3 eetlepels water toe (of meer indien nodig) om een azijnachtige saus te maken. Verdeel de saus in drie delen.

4. Breng na 2 uur een derde van de saus aan op de ribben. Sluit het deksel en rook nog 1 uur. Bestrijk opnieuw met nog een derde van de dweilsaus. Wikkel elke rib in zware folie en leg de ribben terug in de roker, bedek ze indien nodig. Dek af en kook nog 1 tot 1,5 uur of tot de ribben zacht zijn.*

5. Open de ribben en besmeer de ribben met de resterende 1/3 van de saus. Snijd de ribben om tussen de botten te serveren.

*Tip: Test de malsheid van de ribben door voorzichtig de folie van een van de ribben te verwijderen. Til de gegroefde plaat op met een tang die de plaat aan de bovenkant van de plaat vasthoudt. Draai de ribben om zodat het vlees naar beneden wijst. Als de ribben mals zijn, breken ze als je ze oppakt. Als de ribben niet mals zijn, wikkel ze dan in folie en blijf roken tot ze gaar zijn.

BBQ COUNTRY STYLE SPARERIBS MET VERSE ANANAS

VOORBEREIDING: 20 minuten Koken: 8 minuten Koken: 1 uur 15 minuten Voor: 4 porties

RIBBEN MET VEEL VLEES, GOEDKOOP EN GOED GEKOOKT (ZOALS BARBECUESAUS, GESTOOFD EN LANGZAAM), ZE WORDEN ZACHT EN MELIG.

2 pond varkenskarbonades zonder bot in landelijke stijl
¼ theelepel zwarte peper
1 eetlepel geraffineerde kokosolie
½ kopje vers sinaasappelsap
1½ kopje BBQ-saus (zie recept)
3 kopjes geraspte groene en/of rode kool
1 kopje geraspte wortel
2 kopjes gehakte ananas
⅓ kopje heldere citrusvinaigrette (zie recept)
barbecuesaus (zie recept) (optioneel)

1. Verwarm de oven voor op 350°F. Bestrooi varkensvlees met peper. Verhit de kokosolie in een zeer grote pan op middelhoog vuur. Voeg karbonades toe; Bak 8-10 minuten of tot ze bruin en gelijkmatig bruin zijn. Leg de ribben in een rechthoekige ovenschaal van 3 liter.

2. Voeg het sinaasappelsap toe aan de saus in de pan en roer om de bruine delen te verwijderen. Roer 1½ kopje barbecuesaus erdoor. Giet de saus over de ribben. Draai de ribben om om ze met de saus te bedekken (verspreid de saus indien nodig over de ribben). Dek de ovenschaal goed af met aluminiumfolie.

3. Kook de ribben 1 uur. Verwijder de folie en verdeel de saus uit de ovenschaal over de spareribs. Laat nog 15 minuten koken of tot de ribben zacht en bruin zijn en de saus iets is ingedikt.

4. Meng ondertussen kool, wortelen, ananas en heldere citrusdressing met ananasschijfjes. Dek af en zet in de koelkast tot het klaar is om te serveren.

5. Serveer de spareribs desgewenst met de barbecue en BBQ saus.

PITTIGE VARKENSGOULASH

VOORBEREIDING: 20 minuten Koken: 40 minuten Bereiding: 6 porties

DEZE HONGAARSE STAMPPOT WORDT GESERVEERDOP EEN LAAG KNAPPERIGE, NAUWELIJKS GESLONKEN KOOL IN EEN PORTIE. MAAL DE DILLE FIJN IN EEN VIJZEL ALS JE DIE HEBT. U KUNT ZE OOK HAKKEN MET DE BREDE KANT VAN EEN KOKSMES, TERWIJL U HET MES VOORZICHTIG MET UW VUIST NAAR BENEDEN DRUKT.

GOULASH

1½ kg gemalen varkensvlees

2 kopjes gehakte rode, oranje en/of gele paprika's

¾ kopje gehakte rode ui

1 kleine verse rode paprika, zonder zaadjes en fijngehakt (zie advies)

4 theelepels rookaroma (zie recept)

1 theelepel dille

¼ theelepel gemalen marjolein of oregano

1 14-ounce tomatenblokjes, ongezouten, ongedroogd

2 eetlepels rode wijnazijn

1 eetlepel gehakte citroenschil

⅓ kopje gehakte verse peterselie

KOOL

2 eetlepels olijfolie

1 middelgrote ui, in plakjes

1 kleine kop groene of rode kool, ontpit en in dunne plakjes gesneden

1. Om de goulash te maken, kook je het varkensvlees, de paprika en de ui in een grote Nederlandse oven op middelhoog vuur, al roerend met een houten lepel, gedurende 8 tot 10 minuten, of tot het varkensvlees zacht is, meer roze en de groenten knapperig zijn -aanbod. -

zacht. Gehakt. Weg met vet. Zet het vuur laag; Voeg de rode peper, gerookte kruiden, komijn en marjolein toe. Dek af en kook gedurende 10 minuten. Voeg zongedroogde tomaten en azijn toe. Ketel; hypothermie. Kook op laag vuur gedurende 20 minuten.

2. Terwijl de olie heet is, plaats je de kool in een grote pan op middelhoog vuur. Voeg de ui toe en kook tot ze zacht zijn, ongeveer 2 minuten. Voeg kool toe; samenvoegen. Zet het vuur laag. Kook ongeveer 8 minuten of tot de kool zacht is, af en toe roeren.

3. Leg een portie van het koolmengsel op een bord om ervan te genieten. Giet de goulash erover en bestrooi met citroenrasp en peterselie.

MARINARA ITALIAANSE WORST BALLEN MET DILLE EN GEHAKTE UIEN

VOORBEREIDING:Bereidingstijd 30 minuten: Bereidingstijd 30 minuten: 40 minuten
Bereiding: 4-6 porties

DIT RECEPT IS EEN ZELDZAAM VOORBEELDINGEBLIKT PRODUCT DAT NET ZO GOED WERKT - ZO NIET BETER - DAN DE NIEUWE VERSIE. TENZIJ JE HEEL, HEEL RIJPE TOMATEN HEBT, ZULLEN VERSE TOMATEN NIET DEZELFDE TEXTUUR HEBBEN ALS TOMATEN IN BLIK. ZORG ER WEL VOOR DAT JE EEN ZOUTVRIJ EN, BETER NOG, BIOLOGISCH PRODUCT GEBRUIKT.

GEHAKTBALLEN

- 2 grote eieren
- ½ kopje amandelmeel
- 8 teentjes knoflook, fijngehakt
- 6 eetlepels droge witte wijn
- 1 eetlepel chilipoeder
- 2 theelepels zwarte peper
- 1 theelepel venkelzaad, licht geplet
- 1 theelepel gedroogde oregano, gehakt
- 1 theelepel gedroogde tijm, gehakt
- een theelepel cayennepeper
- 1½ kg gemalen varkensvlees

JACHTHAVEN

- 2 eetlepels olijfolie
- 2 blikken 15 oz ongezouten tomatenpuree of een 28 oz blik ongezouten tomatenpuree
- ½ kopje gehakte verse basilicum
- 3 middelgrote dillebollen, gehalveerd, ontpit en in dunne plakjes gesneden
- 1 grote zoete ui, gehalveerd en in dunne plakjes gesneden

1. Verwarm de oven voor op 375°F. Bekleed een grote bakplaat met bakpapier; aan de kant zetten. Klop in een grote kom de eieren, gemalen amandelen, 6 fijngehakte teentjes knoflook, 3 el wijn, paprikapoeder, 1½ tl zwarte peper, komijnzaad, oregano, tijm en cayennepeper door elkaar. Voeg varkensvlees toe; Mengen. Vorm het varkensvleesmengsel in pasteitjes van 1½ inch (ongeveer 24 pasteitjes worden aanbevolen); Verspreid in een enkele laag op de voorbereide bakplaat. Bak ongeveer 30 minuten of tot ze lichtbruin zijn, draai ze tijdens het bakken een keer om.

2. Verhit ondertussen 1 eetlepel olijfolie in een Nederlandse oven van 4-6 liter om marinarasaus te maken. Voeg de resterende 2 fijngehakte teentjes knoflook toe; Bak ongeveer 1 minuut of tot ze bruin beginnen te worden. Voeg snel de resterende 3 eetlepels wijn, gehakte tomaten en basilicum toe. Ketel; hypothermie. Laat 5 minuten sudderen. Gooi de voorbereide gehaktballetjes grondig in de marinarasaus. Dek af en kook op laag vuur gedurende 25 tot 30 minuten.

3. Verhit ondertussen de resterende eetlepel olijfolie in een grote koekenpan op middelhoog vuur. Roer de dille en de fijngesneden ui erdoor. Kook, vaak roerend, gedurende 8 tot 10 minuten of tot ze zacht en lichtbruin zijn. Breng op smaak met ½ theelepel zwarte peper. Serveer de gehaktballetjes en de marinarasaus en bak de dille en uien bruin.

POMPOENBOOT GEVULD MET VARKENSVLEES MET BASILICUM EN PIJNBOOMPITTEN

VOORBEREIDING:Kook 20 minuten: 22 minuten Kook: 20 minuten Voor: 4 porties

KINDEREN ZULLEN DOL ZIJN OP DIT HEERLIJKE GERECHTLEGE COURGETTES GEVULD MET VARKENSVLEES, TOMATEN EN PAPRIKA'S. ROER ER EVENTUEEL 3 EETLEPELS BASILICUMVINAIGRETTE DOOR (ZIE<u>RECEPT</u>) VERSE BASILICUM IN PLAATS VAN PETERSELIE EN PIJNBOOMPITTEN.

2 middelgrote courgettes

1 eetlepel extra vergine olijfolie

12 ons gemalen varkensvlees

¾ kopje gehakte ui

2 teentjes knoflook, gehakt

1 kopje gehakte tomaten

⅔ kopje gehakte oranje of gele paprika

1 theelepel venkelzaad, licht geplet

½ theelepel gemalen rode peper

¼ kopje gehakte verse basilicum

3 eetlepels gehakte verse peterselie

2 eetlepels geroosterde pijnboompitten (zie<u>advies</u>) en malen

1 theelepel gehakte citroenschil

1. Verwarm de oven voor op 350°F. Snijd de courgette in de lengte doormidden en schraap voorzichtig het midden weg, laat een centimeter van de schil over. Snijd het vruchtvlees van de courgette fijn en zet apart. Leg de gesneden courgettehelften met de bedrukte zijde naar beneden op een met folie bedekte bakplaat.

2. Verhit voor de vulling de olijfolie in een grote pan op middelhoog vuur. Voeg varkensvlees toe; Kook tot het niet meer roze is, roer met een houten lepel om het vlees te breken. Weg met vet. Zet het vuur laag tot medium. Voeg gereserveerd courgettevlees, uien en knoflook toe; Kook en roer ongeveer 8 minuten of tot de ui zacht is. Meng tomaten, paprika, komijnzaad en geplette paprika. Laat ongeveer 10 minuten koken of tot de tomaten gaar zijn en beginnen af te brokkelen. Haal de pan van het vuur. Meng basilicum, peterselie, pijnboompitten en citroenschil. Verdeel de vulling over de courgetteschillen en pel ze een beetje.

EEN KOM CURRY "NOEDELS" MET VARKENSVLEES EN ANANAS MET KOKOSMELK EN GROENTEN

VOORBEREIDING:30 minuten Koken: 15 minuten Koken: 40 minuten Voor: 4 portiesAFBEELDING

1 grote spaghettipompoen

2 eetlepels geraffineerde kokosolie

1 kg gemalen varkensvlees

2 eetlepels gesnipperde ui

2 eetlepels vers citroensap

1 eetlepel gehakte verse gember

6 teentjes knoflook, fijngehakt

1 eetlepel gemalen citroengras

1 el ongezouten Thaise rode currypoeder

1 kopje gehakte rode peper

1 kop gesnipperde ui

½ kopje geraspte wortel

1 jonge koolrabi, gehakt (3 kopjes)

1 kopje gesneden verse champignons

1 of 2 paprika's, fijngehakt (zieadvies)

1 blik 13,5 oz gewone kokosmelk (zoals Nature's Way)

½ kopje kippenbouillon (zierecept) of ongezouten kippenbouillon

¼ kopje vers ananassap

3 eetlepels ongezouten olievrije cashewboter

1 kopje verse ananas, in blokjes gesneden

een schijfje citroen

Verse koriander, munt en/of Thaise basilicum

gezouten geroosterde cashewnoten

1. Verwarm de oven voor op 400°F. Verwarm de spaghettipompoen 3 minuten in de magnetron op hoog vermogen. Snijd de pompoen voorzichtig in de lengte doormidden en verwijder de pitjes. Wrijf de gesneden zijkanten van de pompoen in met 1 eetlepel kokosolie. Leg de gesneden pompoenhelften met de bedrukte zijde naar beneden op de bakplaat. Bak gedurende 40 tot 50 minuten of tot de pompoen gemakkelijk met een mes kan worden doorboord. Gebruik de tanden van een vork om het vruchtvlees van de schil te schrapen en houd warm tot het klaar is om te serveren.

2. Doe ondertussen varkensvlees, lente-uitjes, limoensap, gember, knoflook, citroengras en kerriepoeder in een middelgrote kom; Mengen. Verhit de resterende eetlepel kokosolie in een zeer grote pan op middelhoog vuur. Voeg varkensvleesmengsel toe; Kook tot het niet meer roze is, roer met een houten lepel om het vlees te breken. Voeg pepers, uien en wortelen toe; Kook en roer ongeveer 3 minuten of tot de groenten knapperig en zacht zijn. Combineer koolrabi, champignons, chilipepers, kokosmelk, kippenbouillon, ananassap en cashewboter. Ketel; hypothermie. Ananas toevoegen; sudderen, afgedekt, tot het erdoorheen is verwarmd.

3. Verdeel de spaghettipompoen over vier kommen om te serveren. Leg de varkenscurry op de pompoen. Geserveerd met citroen, kruiden en cashewnoten.

PITTIGE GEGRILDE RIBBETJES MET PITTIGE KOMKOMMERSALADE

VOORBEREIDING:30 minuten koken: 10 minuten rusten: 10 minuten Bereiding: 4 porties

KROKANTE KOMKOMMERSALADEDE FRISSE MUNTSMAAK IS EEN FRISSE EN VERFRISSENDE TOEVOEGING AAN DE PITTIGE VARKENSSANDWICH.

⅓ kopje olijfolie

¼ kopje gehakte verse munt

3 eetlepels witte azijn

8 teentjes knoflook, fijngehakt

¼ theelepel zwarte peper

2 middelgrote komkommers, zeer dun gesneden

1 kleine ui, dun gesneden (ongeveer een kopje)

1¼ tot 1½ kg varkensgehakt

¼ kopje gehakte verse koriander

1-2 medium verse jalapeño- of serranopepers, zonder zaadjes (indien gewenst) en fijngehakt (zie_advies_)

2 middelgrote rode paprika's, zonder zaadjes en in vieren gesneden

2 theelepels olijfolie

1. Klop ⅓ kopje olijfolie, munt, azijn, 2 fijngehakte teentjes knoflook en zwarte peper in een grote kom. Voeg gesneden komkommer en ui toe. Roer tot het goed bedekt is. Dek af en zet in de koelkast tot het klaar is om te serveren, een of twee keer roeren.

2. Meng in een grote kom het varkensvlees, de koriander, de chilipeper en de resterende 6 fijngehakte teentjes knoflook. Vorm vier broden van ¾ inch dik. Bestrijk de paprika's licht met 2 theelepels olijfolie.

3. Leg voor een houtskool- of gasgrill de steaks en een kwart van de paprika direct op middelhoog vuur. Dek af en gril tot een thermometer die in de zijkant van de karbonade is gestoken 160 ° F registreert en de paprika's zacht en licht verkoold zijn, waardoor de biefstuk en paprika's halverwege het koken worden omgedraaid. Laat de gehaktbal 10-12 minuten staan en de paprika 8-10 minuten.

4. Als de paprika's klaar zijn, wikkel ze dan in aluminiumfolie om ze volledig te bedekken. Laat ongeveer 10 minuten staan of tot het koel genoeg is om te hanteren. Verwijder voorzichtig de schil van de paprika's met een scherp mes. Snijd in de lengte in dunne plakjes.

5. Voeg als je klaar bent om te serveren de komkommersalade toe en schep met een lepel in vier grote borden. Leg op elk bord een varkenshaasje. Verdeel de plakjes paprika gelijkmatig over het brood.

PIZZA MET COURGETTEKORST MET ZONGEDROOGDE TOMATENSAUS, PAPRIKA EN SALAMI

VOORBEREIDING: 30 minuten koken: 15 minuten koken: 30 minuten Maakt: 4 porties

HET IS EEN PIZZA MET MES EN VORK. VERGEET NIET OM DE WORST EN CHILI VOORZICHTIG IN DE BODEM VAN DE CAKE TE DRUKKEN, ZODAT DE TOPPING GOED AAN DE PIZZAPUNT HECHT.

2 eetlepels olijfolie

1 eetlepel fijngemalen amandelen

1 groot ei, licht losgeklopt

½ kopje amandelmeel

1 eetlepel gehakte verse oregano

¼ theelepel zwarte peper

3 teentjes knoflook, fijngehakt

3½ kopjes gehakte courgette (2 medium)

Italiaanse worst (zie recept, onderstaand)

1 eetlepel extra vergine olijfolie

1 paprika (geel, rood of de helft van beide), ontpit en in zeer dunne reepjes gesneden

1 kleine ui, fijngehakt

Gedroogde tomatenpuree (zie recept, onderstaand)

1. Verwarm de oven voor op 425°F. Vet een pizzapan van 12 inch in met 2 eetlepels olijfolie. Bestrooi met gemalen amandelen; aan de kant zetten.

2. Combineer voor de schaal de eieren, amandelmeel, oregano, zwarte peper en knoflook in een grote kom. Leg de

gesneden courgette in een schone theedoek of kaasdoek.
goed inpakken

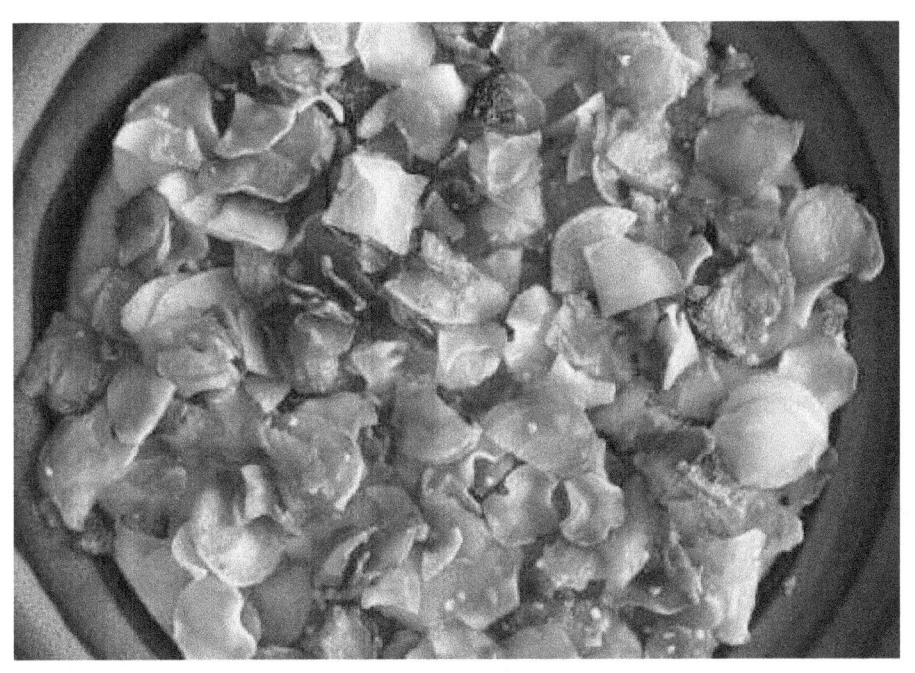

KORIANDER-GEROOKTE LAMSSCHENKEL MET GEGRILDE ASPERGES

WEKEN:30 minuten Voorbereidingstijd: 20 minuten Kooktijd: 45 minuten Standtijd: 10 minuten Voor: 6-8 porties

DIT GERECHT IS EENVOUDIG MAAR TOCH ELEGANTTWEE NATUURLIJKE INGREDIËNTEN KOMEN IN DE LENTE - LAMSVLEES EN ASPERGES. HET ROOSTEREN VAN KORIANDERZAAD VERSTERKT DE AARDSE, LICHT KRUIDIGE SMAAK.

- 1 kopje hickory-houtsnippers
- 2 eetlepels korianderzaad
- 2 eetlepels fijngehakte citroenschil
- 1½ theelepel zwarte peper
- 2 eetlepels gehakte verse tijm
- 1 lamsbout zonder been 2-3kg
- 2 bossen verse asperges
- 1 eetlepel olijfolie
- ¼ theelepel zwarte peper
- 1 citroen in partjes gesneden

1. Laat de hickoryhoutsnippers voor het roken minimaal 30 minuten in een kom weken om te coaten; aan de kant zetten. Rooster ondertussen in een kleine steelpan de korianderzaadjes op middelhoog vuur gedurende ongeveer 2 minuten of tot geurig en krokant, onder regelmatig roeren. Verwijder de zaden uit de koekenpan; Laten afkoelen. Eenmaal afgekoeld, plet de zaden in een vijzel (of plaats de zaden op een snijplank en plet ze met de achterkant van een houten lepel). Meng in een kleine

kom de gehakte korianderzaadjes, citroenschil, 1½ tl peper en tijm; aan de kant zetten.

2. Verwijder de zeef van het gebraden lamsvlees, indien aanwezig. Open de biefstuk op het werkoppervlak, met de vette kant naar beneden. Strooi de helft van het kruidenmengsel over het vlees; wrijf met de vingers. Rol de biefstuk op en knoop vast met 4-6 stukken keukengaren van 100% katoen. Strooi het resterende kruidenmengsel over de buitenkant van de biefstuk en druk lichtjes aan.

3. Plaats voor een houtskoolgrill medium hete kolen rond de grillpan. Zorg dat de koekenpan op middelhoog vuur staat. Strooi de gedroogde chips over de sintels. Leg de lamssteak op de grill boven de grillpan. Dek af en rook gedurende 40-50 minuten op middelhoog vuur (145°F). (Voorverwarmen op gasgrill. Zet het vuur laag tot medium. Pas aan voor indirect koken. Rook zoals hierboven, behalve voeg droge houtsnippers toe volgens de instructies van de fabrikant.) Bedek de biefstuk met folie. Laat 10 minuten staan alvorens te snijden.

4. Snijd ondertussen het houtachtige deel van de asperges. Doe de asperges in een grote kom met de olijfolie en ¼ theelepel peper. Leg de asperges aan de buitenranden van de grill, net boven de kolen en loodrecht op de grill. Dek af en bak 5-6 minuten tot ze krokant zijn. Knijp de schijfjes citroen uit boven de asperges.

5. Haal het touw van het lamsbraadstuk en snijd het vlees in dunne plakjes. Serveer het vlees met gegrilde asperges.

GESMOLTEN LAMSVLEES

VOORBEREIDING: 30 minuten Koken: 2u40 Koken: 4 porties

WARM HET OP MET EEN PITTIGE STAMPPOTHERFST- OF WINTERAVONDEN. DE STOOFSCHOTEL WORDT GESERVEERD OP FIJNGERASPTE BLEEKSELDERIJ, OP SMAAK GEBRACHT MET DIJON-MOSTERD, CASHEWROOM EN BIESLOOK. OPMERKING: KNOLSELDERIJ WORDT OOK WEL SELDERIJ GENOEMD.

10 zwarte peper

6 wijs

3 peperkorrels

Schil 2 sinaasappels van 2 centimeter

2 kg lamsschouder zonder been

3 eetlepels olijfolie

2 middelgrote uien, grof gesneden

1 blik (14,5 oz) ongezouten tomatenblokjes, niet uitgelekt

1½ kopje runderbouillon (zie recept) of ongezouten runderbouillon

¾ kopje droge witte wijn

3 grote teentjes knoflook, geplet en gepeld

2 pond knolselderij, geschild en in blokjes van 1 inch gesneden

6 middelgrote bieten, geschild en in plakjes van 1 inch gesneden (ongeveer 2 pond)

2 eetlepels olijfolie

2 eetlepels cashewnotendoppen (zie recept)

1 eetlepel Dijon-mosterd (zie recept)

¼ kopje gehakte bieslook

1. Knip een stuk kaasdoek van 18 cm doorsnee om het boeket te versieren. Leg de chili, salie, peper en sinaasappelrasp in het midden van de theedoek. Til de hoeken van de kaasdoek op en zet ze vast met schoon keukentouw van 100% katoen. De rand.

2. Snijd het vet van de lamsschouder; Snijd het lamsvlees in stukjes van 1 cm. Verhit 3 eetlepels olijfolie in een braadpan op middelhoog vuur. Bak indien nodig elke partij lamsvlees in hete olie tot ze bruin zijn; Haal uit de pan en houd warm. Voeg ui toe aan koekenpan; Bak gedurende 5 tot 8 minuten of tot ze gaar en goudbruin zijn. Voeg het bouquet garni, zongedroogde tomaten, 1¼ kopje runderbouillon, wijn en knoflook toe. Ketel; hypothermie. 2 uur sudderen, af en toe roeren. Verwijder het verpakkingsmateriaal en gooi het weg.

3. Doe ondertussen de knolselderij en peterselie in een grote hakpan; dek af met water. Breng aan de kook op middelhoog vuur; zet het vuur laag. Dek af en laat 30 tot 40 minuten sudderen of tot de groenten heel zacht zijn als je er met een vork in prikt. Afvoer; Doe de groenten in een keukenmachine. Voeg resterende ¼ kopje runderbouillon en 2 eetlepels olie toe; Klop tot de honing bijna glad maar nog steeds ongestructureerd is en stop een of twee keer om de zijkanten naar beneden te schrapen. Doe de pap in een kom. Meng de cashewroom, mosterd en bieslook.

4. Verdeel de pap tijdens het eten in vier kommen; gegarneerd met een pot lamsvlees.

LAMSSTOOFPOTJE MET BLEEKSELDERIJNOEDELS

VOORBEREIDING:30 minuten Kooktijd: 1u30 Voorbereiding: 6 porties

KNOLSELDERIJ IS HEEL ANDERSBEREID HIER DE STOOFPOT OP DEZELFDE MANIER ALS DE POT LAMSVLEES (ZIERECEPT). MANDOLINE-SNIJMACHINES MAKEN HET MOGELIJK OM ZEER DUNNE REEPJES ZACHTE EN GETINTE WORTELS TE VERKRIJGEN. DE "NOEDELS" WORDEN GAAR GESTOOFD.

- 2 theelepels citroenschil (zierecept)
- 1½ pond lamsstoofpot, in blokjes van 1 inch gesneden
- 2 eetlepels olijfolie
- 2 kopjes gehakte uien
- 1 kopje geraspte wortel
- 1 kop gehakte radijzen
- 1 eetlepel gehakte knoflook (6 teentjes)
- 2 eetlepels ongezouten tomatenpuree
- ½ kopje droge rode wijn
- 4 kopjes runderbouillon (zierecept) of ongezouten runderbouillon
- 1 laurierblad
- 2 kopjes pompoen, in blokjes van 1 inch gesneden
- 1 kopje in blokjes gesneden aubergine
- 1 kg geschilde knolselderij
- Verse asperges

1. Verwarm de oven voor op 250°F. Bestrooi gelijkmatig met lamsvlees met citroenkruiden. Gooi voorzichtig om te coaten. Verhit een Nederlandse oven van 6-8 liter op middelhoog vuur. Voeg 1 eetlepel olijfolie en de helft van de kruiden toe aan de lamsschotel. Bak het vlees aan alle kanten in hete olie; Leg het gekookte vlees op een bord en

herhaal met het resterende lamsvlees en de olijfolie. Zet het vuur laag tot medium.

2. Doe de ui, wortel en radijs in de pan. Kook en roer groenten gedurende 4 minuten; Voeg de knoflook en tomatenpuree toe en bak nog een minuutje mee. Voeg de rode wijn, runderbouillon, laurier en vlees en eventuele opgehoopte sappen toe aan de pot. Verwarm het bovenstaande mengsel tot het kookpunt. Dek af en plaats de braadpan in de voorverwarmde oven. Bak gedurende 1 uur. Meng de pompoen en aubergine. Keer terug naar de oven en bak nog eens 30 minuten.

3. Snij tijdens het bakken zeer dunne knolselderijwortels met een mandoline. Snijd de plakken knolselderij in reepjes van ½ cm breed. (Je zou ongeveer 4 kopjes moeten hebben.) Voeg de selderijreepjes toe aan de pot. Laat ongeveer 10 minuten sudderen of tot ze zacht zijn. Verwijder voor het serveren van de stoofpot de laurierblaadjes en gooi ze weg. Strooi gehakte peterselie over elke portie.

FRANSE LAMSKOTELET MET GRANAATAPPELSAUS

VOORBEREIDING:10 minuten bakken: 18 minuten in de koelkast: 10 minuten Voor: 4 porties

DE TERM "FRANS" VERWIJST NAAR DE RIBBENWAARUIT MET EEN SCHERP MES VET, VLEES EN BINDWEEFSEL ZIJN VERWIJDERD. HET GEEFT EEN AANTREKKELIJKE PRESENTATIE. VRAAG JE SLAGER OM HET TE DOEN, OF JE KUNT HET ZELF DOEN.

CHILISAUS
- ½ kopje ongezoet granaatappelsap
- 1 theelepel vers citroensap
- 1 sjalot, gepeld en in dunne ringetjes gesneden
- 1 theelepel gehakte sinaasappelschil
- ⅓ kopje gehakte Medjool-dadels
- ¼ theelepel gemalen rode peper
- ¼ kopje granaatappel*
- 1 eetlepel olijfolie
- 1 eetlepel gehakte Italiaanse peterselie (platte bladeren)

LAMSKOTELET
- 2 eetlepels olijfolie
- 8 Franse lamskoteletjes

1. Meng voor de chilisaus granaatappelsap, limoensap en bieslook in een kleine steelpan. Ketel; hypothermie. Laat 2 minuten sudderen. Voeg de sinaasappelschil, dadels en fijngesneden paprika toe. Laat afkoelen, ongeveer 10 minuten. Meng granaatappelpitjes, 1 eetlepel olijfolie en

peterselie. Breng voor het serveren op kamertemperatuur.

2. Verhit voor de biefstuk 2 eetlepels olijfolie in een grote koekenpan op middelhoog vuur. Plaats de ribben in batches in de koekenpan en kook op middelhoog vuur (145 ° F) gedurende 6 tot 8 minuten, één keer draaien. Giet de chilisaus erover.

*Opmerking. Verse granaatappels en hun pitten of pitten zijn verkrijgbaar van oktober tot februari. Als je ze niet kunt vinden, gebruik dan ongezoete gedroogde zaden om de chutney een extra crunch te geven.

CHIMICHURRI LAMSKOTELETJES MET GEROOSTERDE RADIJSSALADE

VOORBEREIDING: 30 minuten marineren: 20 minuten koken: 20 minuten Bereiding: 4 porties

IN ARGENTINIË IS CHIMICHURRI DE MEEST POPULAIRE SMAAKMAKER INCLUSIEF DE BEROEMDE GAUCHO-GRILL VAN HET LAND. ER ZIJN VARIATIES, MAAR EEN DIKKE KRUIDENSAUS WORDT MEESTAL GEMAAKT MET PETERSELIE, KORIANDER OF OREGANO, SJALOTTEN EN/OF KNOFLOOK, GEPLETTE RODE PEPER, OLIJFOLIE EN RODE WIJNAZIJN. HET PAST GOED BIJ GEGRILD VLEES, MAAR PAST OOK GOED BIJ GEGRILD OF GEBAKKEN LAMSVLEES, KIP EN VARKENSVLEES.

8 lamslendenen, in plakjes van 2,5 cm dik
½ kopje Chimichurri-saus (zie recept)
2 eetlepels olijfolie
1 zoete ui, gehalveerd en in plakjes
1 theelepel dille*
1 teentje knoflook, fijngehakt
1 krop radicchio, verwijder de kern en snijd in dunne plakjes
1 eetlepel balsamicoazijn

1. Doe de lamskoteletjes in een hele grote kom. Giet er 2 eetlepels Chimichurri-saus over. Wrijf met je vingers de saus over het oppervlak van elk stuk. Laat de spareribs 20 minuten marineren op kamertemperatuur.

2. Verhit ondertussen 1 eetlepel olijfolie in een zeer grote pan om de geroosterde bieten in te koken. Voeg ui, dille en knoflook toe; Kook gedurende 6-7 minuten of tot de ui zacht is, vaak roerend. Voeg de radicchio toe; Kook 1 tot 2

minuten of tot de radicchio licht geslonken is. Breng de salade over in een grote kom. Voeg de balsamicoazijn toe en meng goed. Dek af en houd warm.

3. Veeg de pan schoon. Voeg de resterende 1 eetlepel olijfolie toe aan de koekenpan en verwarm op middelhoog vuur. Lamsvlees toevoegen; Zet het vuur laag tot medium. Kook 9 tot 11 minuten of tot de gewenste gaarheid, keer de ribben af en toe met een tang.

4. Serveer de spareribs met gehaktballen en de rest van de Chimichurri-saus.

*Opmerking. Plet de komijnzaadjes met een vijzel of leg de zaadjes op een snijplank en plet ze met een koksmes.

GEPANEERDE ANSJOVIS EN LAMSKOTELETJES MET WORTEL-ZOETE AARDAPPELSAUS

VOORBEREIDING: 12 minuten Koelen: 1-2 uur Koken: 6 minuten Bereiding: 4 porties

ER ZIJN DRIE SOORTEN LAMSKOTELETJES. DIKKE, VLEZIGE SNEDEN ZIEN ERUIT ALS KLEINE STEAKS MET BOT. DE RIBBEN - ZOALS ZE HIER WORDEN GENOEMD - WORDEN VERKREGEN DOOR HET LAMSVLEES TUSSEN DE BOTTEN TE SNIJDEN. ZE ZIJN ERG ZACHT EN HEBBEN EEN AANTREKKELIJK LANG BOT AAN DE ZIJKANT. ZE WORDEN MEESTAL GEBAKKEN OF GEGRILD GESERVEERD. GOEDKOPE ABABA-BROODJES ZIJN IETS VETTER EN MINDER MALS DAN DE ANDERE TWEE SOORTEN. ZE WORDEN HET BEST BRUIN EN VERVOLGENS GESTOOFD IN WIJN, BOUILLON EN TOMATEN OF EEN COMBINATIE HIERVAN.

- 3 middelgrote wortelen, grof gehakt
- 2 kleine zoete aardappelen, dun gesneden* of dun gesneden
- ½ kopje Paleo Mayo (zie recept)
- 2 eetlepels vers citroensap
- 2 theelepels Dijon-mosterd (zie recept)
- 2 eetlepels gehakte verse peterselie
- ½ theelepel zwarte peper
- 8 lamskoteletten, gesneden ¾ inch dik
- 2 el gehakte verse salie of 2 tl gehakte gedroogde salie
- 2 theelepels gemalen anchopepers
- ½ theelepel knoflookpoeder

1. Combineer voor de bereiding wortelen en zoete aardappelen in een middelgrote kom. Meng in een kleine kom paleomayonaise, limoensap, Dijon-mosterd, peterselie en zwarte peper. Voeg wortels en zoete

aardappelen toe; gooi de jas weg. Dek af en zet 1-2 uur in de koelkast.

2. Combineer ondertussen salie, piment en knoflookpoeder in een kleine kom. Wrijf het kruidenmengsel over de lamskoteletjes.

3. Voor houtskool- of gasgrills, plaats lamskoteletjes direct op de grill op middelhoog vuur. Dek af en kook 6-8 minuten op middelhoog vuur (145°F) of 10-12 minuten op middelhoog vuur (150°F), keer halverwege het koken een keer.

4. Serveer de lamskoteletjes met de saus.

*Opmerking: Gebruik een mandoline met een julienne om de zoete aardappelen te snijden.

LAMSKOTELET MET SJALOTTEN, MUNT EN OREGANO

VOORBEREIDING: 20 minuten Marineren: 1 tot 24 uur Koken: 40 minuten Koken: 12 minuten Voor: 4 porties

ZOALS DE MEESTE MARINADES, HOE LANGER JE DE MET KRUIDEN INGEWREVEN LAMSKOTELETTEN LAAT STAAN VOOR HET KOKEN, HOE BETER HUN SMAAK ZAL ZIJN. DE UITZONDERING OP DEZE REGEL IS HET GEBRUIK VAN MARINADES DIE ZEER ZURE INGREDIËNTEN BEVATTEN, ZOALS CITROENSAP, AZIJN EN WIJN. ALS JE HET VLEES TE LANG LAAT WEKEN IN DE ZURE MARINADE, ZAL HET VLEES GAAN BEDERVEN EN EEN PASTA WORDEN.

LAM

- 2 eetlepels gehakte bieslook
- 2 eetlepels fijngehakte verse munt
- 2 eetlepels gehakte verse oregano
- 5 theelepels mediterrane kruiden (zie recept)
- 4 theelepels olijfolie
- 2 teentjes knoflook, gehakt
- 8 lamskoteletten, in plakjes van ongeveer 2,5 cm dik

SALADE

- ¾ pond gesneden radijs
- 1 eetlepel olijfolie
- ¼ kopje vers citroensap
- ¼ kopje olijfolie
- 1 eetlepel gehakte bieslook
- 1 theelepel Dijon-mosterd (zie recept)
- 6 kopjes gemengde groenten
- 4 theelepels gehakte bieslook

1. Meng het lamsvlees in een kleine kom met 2 el sjalot, munt, oregano, 4 tl mediterrane kruiden en 4 tl olijfolie. Strooi lamskoteletten om te wrijven; wrijf met de vingers. Leg het stuk vlees op een bord; Dek af met vershoudfolie en zet minimaal 1 uur of maximaal 24 uur in de koelkast.

2. Verwarm de oven voor op 200°C om de salade te bereiden. wrijf de bieten goed in; in plakjes snijden. Giet in een ovenschaal van 2 liter. Giet er 1 eetlepel olijfolie over. Bedek de plaat met aluminiumfolie. Bak ongeveer 40 minuten of tot de bieten gaar zijn. Laat volledig afkoelen. (Bieten kunnen 2 dagen van tevoren worden geroosterd.)

3. Meng in een pot met schroefdeksel citroensap, ¼ kopje olijfolie, 1 el sjalot, Dijon-mosterd en de resterende tl mediterrane kruiden. Sluit het deksel en schud goed. Combineer bieten en greens in een slakom; roer er een beetje azijn door.

4. Plaats voor een houtskool- of gasgrill de ribben op een ingevette grill direct op middelhoog vuur. Dek af en kook tot de gewenste gaarheid, draai halverwege het koken een keer om. Wacht 12-14 minuten voor medium-rare (145°F) of 15-17 minuten voor medium-rare (160°F).

5. Leg voor het serveren 2 lamshaasjes en een portie salade op elk van de vier borden. Bestrooi met bieslook. Giet de rest van de azijn.

BROODJE LAMSVLEES GEVULD MET RODE PAPRIKA

VOORBEREIDING: 20 minuten Rusten: 15 minuten Koken: 27 minuten Bereiding: 4 porties

DE COULIS IS NIETS MEER DAN EEN SIMPELE ROMIGE SAUS OP BASIS VAN FRUIT- OF GROENTEPUREE. DE MOOIE, FELRODE CHILISAUS IN DEZE LAMBURGERS KRIJGT DUBBEL ZOVEEL ROOK VAN DE GRILL EN DE ROKERIGE PAPRIKA.

COULIS VAN RODE PAPRIKA

- 1 grote rode paprika
- 1 eetlepel droge witte wijn of witte azijn
- 1 theelepel olijfolie
- ½ theelepel gerookt paprikapoeder

HAMBURGERS

- ¼ kopje gehakte zwavelvrije zongedroogde tomaten
- ¼ kopje gehakte courgette
- 1 eetlepel gehakte verse basilicum
- 2 theelepels olijfolie
- ½ theelepel zwarte peper
- 1½ kg lamsgehakt
- 1 eiwit, licht geklopt
- 1 eetlepel Mediterrane kruiden (zie recept)

1. Leg de rode paprika direct op de grill op middelhoog vuur. Dek af en bak gedurende 15-20 minuten of tot ze verkoold en heel zacht zijn. Draai de paprika's elke 5 minuten om zodat ze aan beide kanten bruin worden. Haal van de grill en plaats volledig in een papieren of foliezak met de paprika's. Laat 15 minuten staan of tot het koel genoeg is om te hanteren. Schil voorzichtig met een scherp mes en

gooi weg. Snijd de paprika in de lengte in vieren en verwijder de steel, zaadlijsten en vlies. Combineer geroosterde paprika's, wijn, olijfolie en gerookte paprika in een keukenmachine. Dek af en verwerk of mix tot een gladde massa.

2. Doe ondertussen voor de garnering de zongedroogde tomaten in een kleine kom en giet er kokend water over. Laat 5 minuten staan; Afval. Dep de plakjes tomaat en courgette droog met keukenpapier. Meng in een kleine kom tomaten, courgette, basilicum, olijfolie en ¼ tl zwarte peper; aan de kant zetten.

3. Combineer gemalen lamsvlees, eiwitten, resterende ¼ theelepel zwarte peper en mediterrane kruiden in een grote kom; Mengen. Verdeel het vleesmengsel in acht gelijke porties en vorm van elk een pasteitje van ¼ inch dik. Een bolletje voor vier broden; Strooi de rest van de vulling erover en druk de randen aan met de vulling.

4. Leg de steak direct op de grill op middelhoog vuur. Dek af en bak gedurende 12 tot 14 minuten of tot het gaar is (160 ° F), een keer halverwege het koken.

5. Leg rode peper op de hamburgers.

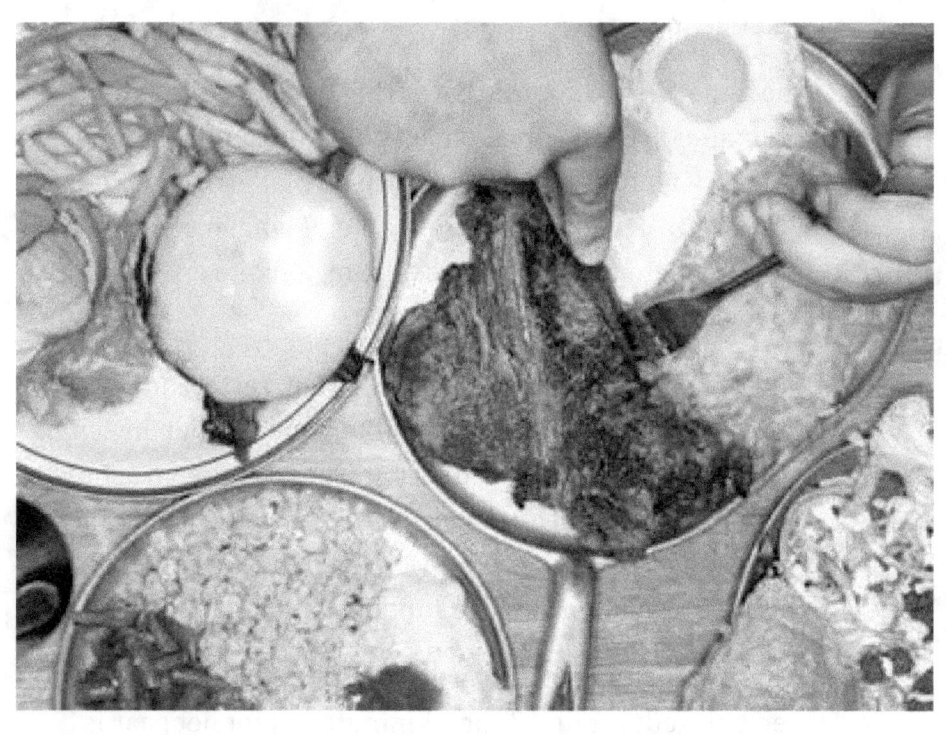

DUBBEL LAMSVLEES MET OREGANO TZATZIKI SAUS

WEKEN: 30 min. koken: 20 min. koelen: 30 min. koken: 8 min. bereiden: 4 porties

DEZE LAMSSPIESJES ZIJN IN WEZENIN HET MIDDELLANDSE ZEEGEBIED EN HET MIDDEN-OOSTEN KOFTAN GENOEMD, WORDT HET GEKRUIDE GEMALEN VLEES (MEESTAL LAMSVLEES OF RUNDVLEES) TOT BALLETJES OF SPIESJES GEVORMD EN GEGRILD. VERSE EN GEDROOGDE OREGANO GEEFT ZE DIE HEERLIJKE GRIEKSE SMAAK.

8 x 10 inch houten stok

LAMS SPIESJE

1½ kg mager lamsgehakt

1 kleine ui, gehakt en gedroogd

1 eetlepel gehakte verse oregano

2 theelepels gedroogde oregano, gehakt

1 theelepel zwarte peper

TZATZIKI-SAUS

1 kopje Paleo Mayo (zie recept)

½ grote komkommer, ontpit, gehakt en gedroogd

2 eetlepels vers citroensap

1 teentje knoflook, fijngehakt

1. Week de stick 30 minuten in water zodat deze onder water staat.

2. Combineer gemalen lamsvlees, ui, verse en gedroogde oreganoblaadjes en peper in een grote kom. Mengen. Verdeel het lamsmengsel in acht gelijke porties. Vorm elk stuk in de vorm van ongeveer een halve staaf, waardoor

een steun van 5 bij 1 inch ontstaat. Dek af en zet minimaal 30 minuten in de koelkast.

3. Meng intussen voor de tzatzikisaus de paleomayonaise, komkommer, limoensap en knoflook in een kleine kom. Dek af en zet in de koelkast tot het klaar is om te serveren.

4. Voor houtskool- of gasgrills: plaats het lamsvlees direct op de grill op middelhoog vuur. Dek af en kook op middelhoog vuur (160 ° F) gedurende ongeveer 8 minuten, draai halverwege het koken.

5. Serveer de lamsspiesjes met de Tzatziki saus.

GEGRILDE KIP MET SAFFRAAN EN CITROEN

VOORBEREIDING:15 minuten afkoelen: 8 uur koken: 1 uur 15 minuten laten staan: 10 minuten koken: 4 porties

SAFFRAAN WORDT MET EEN PISTOOL GEDROOGDEEN BEPAALD TYPE SAFFRAAN. HET IS PRIJZIG, MAAR EEN BEETJE GAAT EEN LANGE WEG. HET GEEFT DEZE KROKANT GEBAKKEN KIP EEN RIJKE, AARDSE SMAAK EN EEN MOOIE GOUDEN KLEUR.

- 1 hele kip 4-5 kg
- 3 eetlepels olijfolie
- 6 teentjes knoflook, geplet en gepeld
- 1½ eetlepel fijngehakte citroenschil
- 1 eetlepel verse tijm
- 1½ theelepel gemalen zwarte peper
- ½ theelepel saffraandraad
- 2 laurierblaadjes
- 1 citroen in partjes gesneden

1. Snijd de nek en darmen van de kip; weggegooid of bewaard voor andere doeleinden. Maak de holte van de kip schoon; afdrogen met keukenpapier. Snijd overtollige huid of vet van het karkas.

2. Combineer olijfolie, knoflook, citroenschil, tijm, peper en saffraan in een keukenmachine. Vormt een gladde pasta.

3. Wrijf met je vingers het mengsel aan de buiten- en binnenkant van de kip. Breng de kip over in een grote kom; Dek af en zet minimaal 8 uur of een nacht in de koelkast.

4. Verwarm de oven voor op 425°F. Leg de partjes citroen en de laurierblaadjes in de holte van de kip. Bind de spelden vast met 100% katoenen keukentouw. Steek de vleugels onder de kip. Steek een ovenvaste vleesthermometer in de dij zonder het bot aan te raken. Leg de kip op een rooster in een grote pan.

5. Bak de cake 15 minuten. Verlaag de oventemperatuur tot 375 ° F. Bak ongeveer 1 uur langer of tot het water helder is en de thermometer 175°F aangeeft. Kippententje met folie. Laat 10 minuten staan alvorens te verbranden.

KIPSPIESJES MET TAHOE

VOORBEREIDING: 40 minuten Koken: 1 uur 5 minuten Rusten: 10 minuten Bereiding: 4 porties

"SPATCHCOCK" IS EEN OUDE KOOKTERM ONLANGS OPNIEUW GEBRUIKT OM TE BESCHRIJVEN HOE DE RUG VAN EEN KLEINE VOGEL, ZOALS EEN KIP OF GEVOGELTE, WORDT OPENGESNEDEN EN PLATGEDRUKT ALS EEN BOEK OM HET SNELLER EN GELIJKMATIGER TE KOKEN. HET IS VERGELIJKBAAR MET EEN VLINDER, MAAR IS ALLEEN VAN TOEPASSING OP VOGELS.

KIP

- 1 poblano-peper
- 1 eetlepel gehakte bieslook
- 3 teentjes knoflook, fijngehakt
- 1 theelepel gehakte citroenschil
- 1 theelepel gehakte citroenschil
- 1 theelepel rookaroma (zie recept)
- ½ theelepel gedroogde oregano, gehakt
- ½ tl dille
- 1 eetlepel olijfolie
- 1 hele kip 3-3½ kg

KOOLSALADE

- ½ middelgrote tapioca, geschild en julienned (ongeveer 3 kopjes)
- ½ kopje dun gesneden groene uien (4)
- 1 Granny Smith-appel, geschild, klokhuis verwijderd en in julienne gesneden
- ⅓ kopje gehakte verse koriander
- 3 eetlepels vers sinaasappelsap
- 3 eetlepels olijfolie
- 1 theelepel citroenkruiden (zie recept)

1. Plaats voor een houtskoolbarbecue middelmatig hete kolen aan één kant van de grill. Plaats de grillpan onder de lege kant van de grill. Plaats de poblano op de grill direct boven de kolen in het midden. Dek af en bak gedurende 15 minuten of tot poblano aan alle kanten gelijkmatig is verkoold, af en toe draaien. Wikkel poblano onmiddellijk in folie; laat 10 minuten staan. Open folie en snij poblano in de lengte doormidden; verwijder stengels en zaden (zie advies). Verwijder voorzichtig de schil met een scherp mes en gooi deze weg. Hak de poblano fijn. (Voorverwarmen op gasgrill; zet het vuur laag tot medium. Pas aan voor indirect koken. Grill op de brander zoals hierboven.)

2. Combineer voor de rub de poblano, sjalotten, knoflook, citroenschil, citroenschil, gerookte kruiden, oregano en komijn in een kleine kom. Roer de olie erdoor; mixen tot een gladde substantie.

3. Kip verwijderen, hals en organen verwijderen (reserveren voor een ander gebruik). Leg de kip met de borst naar beneden op een snijplank. Knip met een keukenschaar langs één kant van de ruggengraat, beginnend bij de nek. Herhaal de longitudinale snede aan de andere kant van de wervelkolom. Verwijderen en verwijderen van de wervelkolom. Draai de kippenhuid om. Druk op het midden van de borst om het borstbeen te breken en plaats de kip op zijn buik.

4. Begin bij de nek aan een kant van de borst, schuif je vingers tussen de huid en het vlees, maak de huid los terwijl je naar de dijen toe beweegt. Losse huid rond de dijen.

Herhaal aan de andere kant. Gebruik je vingers om het vlees onder de huid van de kip te wrijven.

5. Leg de kip met de borst naar beneden op de grill in de grillpan. Balanceer twee stenen bedekt met folie of een grote gietijzeren koekenpan. Dek af en kook gedurende 30 minuten. Leg de kippenbotten terug op de grill en verzwaar ze opnieuw met een steen of koekenpan. Bak, afgedekt, ongeveer 30 minuten of tot de kip niet meer roze is (175 ° F op de dij). Haal de kip van de grill; laat 10 minuten staan. (Voor gasgrill, plaats de kip op de grill, weg van het vuur. Kook zoals hierboven.)

6. Meng ondertussen de bieten, ui, appel en koriander in een grote kom. Meng in een kleine kom kruidenkruiden, sinaasappelsap, olie en citroen. Giet over het jicama-mengsel en meng. Serveer de kip met een spatel.

GEBAKKEN KIP MET WODKA, WORTEL EN KETCHUP

VOORBEREIDING:15 minuten koken: 15 minuten koken: 30 minuten Bereiding: 4 porties

WODKA KAN VAN MEERDERE INGREDIËNTEN WORDEN GEMAAKTVEEL VOEDSEL, WAARONDER AARDAPPELEN, MAÏS, ROGGE, TARWE EN GERST, ZELFS DRUIVEN. HOEWEL DEZE SAUS NIET VEEL WODKA BEVAT, VERDEELD OVER VIER PORTIES, MOET JE CONTROLEREN OF AARDAPPEL- OF DRUIVENWODKA PALEO-VRIENDELIJK IS.

- 3 eetlepels olijfolie
- 4 kippendijen zonder been of mager, met vel
- 1 blik (28 ons) ongezouten pruimtomaten, uitgelekt
- ½ kopje gesnipperde ui
- ½ kopje gehakte wortelen
- 3 teentjes knoflook, fijngehakt
- 1 theelepel mediterrane kruiden (zie recept)
- ⅛ theelepel cayennepeper
- 1 takje verse rozemarijn
- 2 eetlepels wodka
- 1 eetlepel gehakte verse basilicum (optioneel)

1. Verwarm de oven voor op 375°F. Verhit 2 eetlepels olie in een zeer grote pan op middelhoog vuur. Kip toevoegen; Bak ongeveer 12 minuten of tot ze bruin en gelijkmatig bruin zijn. Plaats de pan in de voorverwarmde oven. Bak onafgedekt gedurende 20 minuten.

2. Snijd ondertussen de tomaten met een schaar om de saus te maken. Verhit de resterende eetlepel olie in een koekenpan op middelhoog vuur. Voeg ui, wortel en

knoflook toe; Kook 3 minuten of tot ze gaar zijn, vaak roerend. Meng geplette tomaten, mediterrane kruiden, cayennepeper en een takje rozemarijn. Breng aan de kook op middelhoog vuur; hypothermie. Laat 10 minuten sudderen, af en toe roeren. Roer de wodka erdoor; kook nog 1 minuut; verwijder de takjes rozemarijn en gooi ze weg.

3. Giet de saus over de kip in de koekenpan. Zet het gerecht terug in de oven. Kook, afgedekt, ongeveer 10 minuten of tot de kip zacht is en niet meer roze (175°F). Bestrooi eventueel met basilicum.

GEROOSTERDE KIP EN RUTABAGA FRIET

VOORBEREIDING: 40 minuten Koken: 40 minuten Bereiding: 4 porties

RUTABAGA-CHIPS ZIJN HEERLIJK GESERVEERD MET GEBAKKEN KIP EN SAP, MAAR ZE ZIJN NET ZO LEKKER MET KETCHUP (ZIE RECEPT) OF GESERVEERD MET BELGISCHE PALEO AIOL (KNOFLOOKMAYONAISE, ZIE RECEPT).

6 eetlepels olijfolie

1 eetlepel Mediterrane kruiden (zie recept)

4 kippendijen zonder been met huid (ongeveer 1 pond totaal)

4 kippendijen met vel (ongeveer 1 kg in totaal)

1 glas droge witte wijn

1 kop kippenbouillon (zie recept) of ongezouten kippenbouillon

1 kleine ui, in vieren gesneden

Olijfolie

1½-2 kg koolraap

2 eetlepels gehakte verse bieslook

zwarte pepers

1. Verwarm de oven voor op 400°F. Meng in een kleine kom 1 eetlepel olijfolie en mediterrane kruiden; wrijf in kip. Verhit 2 eetlepels olie in een zeer grote pan. Voeg de stukjes kip toe, met het vlees naar beneden. Bak onafgedekt ongeveer 5 minuten of tot ze goudbruin zijn. Haal de pan van het vuur. Draai de bruine kant van de kip om. Voeg wijn, kippenbouillon en ui toe.

2. Plaats de pan op het middelste rek van de oven. Bak onafgedekt gedurende 10 minuten.

3. Vet ondertussen de grote bakplaat licht in met olijfolie. aan de kant zetten. Schil de koolraap. Snijd de koolraap met een scherp mes in plakjes van een halve centimeter. Snijd de plakken in de lengte in reepjes van ½ cm. Meng in een grote kom de koolraapreepjes met de resterende 3 eetlepels olie. Spreid rutabaga-reepjes in een enkele laag uit op voorbereid perkamentpapier; Plaats op het bovenste rooster van de oven. Bak gedurende 15 minuten; Draai de aardappelen om. Bak nog eens 10 minuten of tot het niet meer roze is (175°F). Haal de kip uit de oven. Bak de aardappelen 5-10 minuten of tot ze goudbruin en gaar zijn.

4. Haal de kip en ui uit de pan en bewaar de sappen. Bedek kip en uien terwijl ze heet zijn. Breng sap aan de kook op middelhoog vuur; hypothermie. Laat afgedekt nog 5 minuten koken of tot de sappen iets zijn verdampt.

5. Voeg net voor het serveren de bieslook toe en bestrooi met peper. Serveer de kip met de bouillon en aardappelen.

COQ AU VIN DRIE CHAMPIGNONS MET BIESLOOKPUREE EN KOOLRAAP

VOORBEREIDING:15 minuten koken: 1 uur 15 minuten koken: 4 tot 6 porties

ALS ER DRUIVEN IN DE KOM ZITTENZEEF NA HET WEKEN VAN DE GEDROOGDE PADDENSTOELEN HET VOCHT DOOR EEN DUBBELE LAAG KAASDOEK OP EEN FIJNE ZEEF EN HET IS KLAAR.

- 1 ons of meer gedroogde eekhoorntjesbrood
- 1 kopje kokend water
- 2-2½ kg kippendijen en drumsticks, zonder vel
- zwarte pepers
- 2 eetlepels olijfolie
- 2 middelgrote preien, in de lengte gehalveerd, gewassen en in dunne plakjes gesneden
- 2 portobello-champignons, in plakjes
- 8 ons verse oesterschelpen, gepeld en gesneden of in blokjes gesneden verse champignons
- ¼ kopje ongezouten tomatenpuree
- 1 theelepel gedroogde marjolein, gehakt
- ½ theelepel gedroogde tijm, gehakt
- ½ kopje droge rode wijn
- 6 kopjes kippenbouillon (zie recept) of ongezouten kippenbouillon
- 2 laurierblaadjes
- 2-2½ kg koolraap, geschild en in stukjes gesneden
- 2 eetlepels gehakte verse bieslook
- ½ theelepel zwarte peper
- gehakte verse tijm (optioneel)

1. Kook thee en kokend water in een kleine kom; laat 15 minuten staan. Verwijder de champignons, bewaar het

weekwater. Hak de champignons fijn. Bewaar champignons en weekvocht.

2. Strooi peper over de kip. Verhit in een zeer grote pan met een goed sluitend deksel 1 eetlepel olijfolie op middelhoog vuur. Bak de stukken kip in twee porties in hete olie gedurende ongeveer 15 minuten tot ze lichtbruin zijn, één keer keren. Haal de kip uit de pan. Roer de prei, portobello's en oesterzwammen erdoor. Kook 4 tot 5 minuten of tot de champignons bruin beginnen te worden, af en toe roeren. Voeg de tomatenpuree, marjolein en tijm toe en meng goed; Kook en roer gedurende 1 minuut. Roer de wijn erdoor; Kook en roer gedurende 1 minuut. Roer 3 kopjes kippenbouillon, laurierblaadjes, ½ kopje gereserveerde champignonbouillon en gerehydrateerde gehakte champignons. Doe de kip terug in de pan. Ketel; hypothermie. Dek af en laat ongeveer 45 minuten sudderen of tot de kip gaar is.

3. Combineer ondertussen de rutabagas en de resterende 3 kopjes bouillon in een grote pan. Voeg indien nodig water toe om de rutabaga te bedekken. Ketel; hypothermie. Dek af en laat 25 tot 30 minuten sudderen of tot koolraap zacht is, af en toe roeren. Giet de rutabaga af en bewaar het vocht. Doe de koolraap terug in de pan. Voeg 1 eetlepel overgebleven olijfolie, bieslook en ½ theelepel peper toe. Pureer het koolraapmengsel met een aardappelstamper en voeg kookvocht toe tot de gewenste consistentie.

4. Haal de laurierblaadjes uit het kippenmengsel; gooi het niet weg. Serveer kip en saus over geraspte rutabaga. Bestrooi eventueel met verse tijm.

GEGLAZUURDE DIJEN MET PERZIKBRANDEWIJN

VOORBEREIDING: 30 minuten Koken: 40 minuten Bereiding: 4 porties

DEZE KIPPENDIJEN ZIJN PERFECTGEBASEERD OP EEN RECEPT VOOR TUNESISCH GEKRUIDE VARKENSSCHOUDER MET KNAPPERIGE SALADE EN GEBAKKEN GEKRUIDE ZOETE AARDAPPELEN (ZIERECEPT). HIER WORDEN ZE GESERVEERD MET EEN KNAPPERIGE COLESLAW MET RADIJS, MANGO EN MUNT (ZIERECEPT).

PERZIK BRANDEWIJN GLAZUUR

- 1 eetlepel olijfolie
- ½ kopje gesnipperde ui
- 2 middelgrote verse perziken, gehalveerd, zonder zaadjes en fijngehakt
- 2 eetlepels cognac
- 1 kopje BBQ-saus (zierecept)
- 8 kippendijen (2-2½ pond totaal), zonder vel, indien gewenst

1. Verhit voor het glazuur de olijfolie op middelhoog vuur. Voeg uien toe; Kook ongeveer 5 minuten of tot ze zacht zijn, af en toe roeren. Voeg de perziken toe. Dek af en kook 4 tot 6 minuten of tot de perziken zacht zijn, af en toe roeren. Cognac toevoegen; Laat afgedekt 2 minuten koken, af en toe roeren. Laat een beetje afkoelen. Breng het perzikmengsel over in een blender of keukenmachine. Dek af en mix of verwerk tot een gladde massa. Voeg barbecuesaus toe. Dek af en mix of verwerk tot een gladde massa. Doe de saus terug in de pan. Kook op middelhoog vuur tot het erdoorheen is verwarmd. Giet ¾ kopje saus in een kleine kom om de kip te coaten.

2. Plaats voor een houtskoolgrill medium hete kolen rond de grillpan. Controleer de grillpan op middelhoog vuur. Leg de kippendijen op een rooster boven de braadpan. Dek af en kook 40 tot 50 minuten of tot de kip niet meer roze is (175 ° F), draai halverwege het koken en bestrijk met ¾ kopje perzik-cognacglazuur gedurende de laatste 5 tot 10 minuten. (In een gasgrill, verwarm de grill voor. Zet het vuur laag tot medium. Pas de warmte aan voor indirect koken. Leg de kippendijen op een koele pan. Dek af en kook zoals aangegeven.)

MANGOSALADE, MELOEN, KIP, CHILI

VOORBEREIDING: 40 minuten Koelen/marineren: 2-4 uur Koken: 50 minuten Bereiding: 6-8 porties

ANCHO CHILI IS EEN DROGE POBLANO– EEN GLANZENDE DONKERGROENE PEPER MET EEN FRISSE SMAAK. ANCHO CHILIPEPERS HEBBEN EEN LICHT FRUITIGE SMAAK MET HINTS VAN PRUIMEN OF ROZIJNEN EN SLECHTS EEN VLEUGJE BITTERHEID. NIEUWE MEXICAANSE PEPERS KUNNEN MATIG HEET ZIJN. DIT ZIJN DE DONKERRODE PAPRIKA'S DIE JE IN HET ZUIDWESTEN AAN RISTRAS - DE KLEURRIJKE GEDROOGDE PEPERS - ZIET HANGEN.

KIP

- 2 gedroogde chilipepers uit New Mexico
- 2 gedroogde pepers
- 1 kopje kokend water
- 3 eetlepels olijfolie
- 1 grote zoete ui, gepeld en fijngehakt
- 4 Roma-tomaten, ontpit
- 1 eetlepel gehakte knoflook (6 teentjes)
- 2 theelepels komijnzaad
- 1 theelepel gedroogde oregano, gehakt
- 16 kippendijen

SALADE

- 2 kopjes gehakte meloen
- 2 kopjes honingsaus
- 2 kopjes in blokjes gesneden mango
- ¼ kopje vers citroensap
- 1 theelepel chilipoeder
- ½ tl dille
- ¼ kopje gehakte verse koriander

1. Verwijder stengels en zaden van gedroogde New Mexico-pepers en ancho-chilipepers. Verhit een grote koekenpan op middelhoog vuur. Bak de paprika's in de koekenpan gedurende 1-2 minuten of tot geurig en licht geroosterd. Doe geroosterde paprika's in een kleine kom; Voeg kokend water toe aan de kom. Laat minstens 10 minuten staan of tot klaar voor gebruik.

2. Verwarm de kip. Bekleed een bakplaat met folie; Borstel folie met 1 eetlepel olijfolie. Doe de plakjes ui en tomaat in de pan. Kook ongeveer 4 centimeter boven het vuur gedurende 6-8 minuten of tot ze zacht en verkoold zijn. Giet de paprika's af en bewaar het water.

3. Doe voor de marinade de chili, ui, tomaat, knoflook, komijn en oregano in een blender of keukenmachine. Dek af en mix of mix tot een gladde massa, voeg indien nodig extra water toe om tot de gewenste consistentie te pureren.

4. Doe de kip in een grote hersluitbare plastic zak in een ondiepe schaal. Giet de marinade over de kip in de zak en draai de zak om zodat de marinade gelijkmatig bedekt is. Laat 2 tot 4 uur in de koelkast marineren, keer de zak af en toe.

5. Meng voor de salade de meloen, honingvinaigrette, mango, limoensap, resterende 2 eetlepels olijfolie, chilipoeder, komijn en koriander in een zeer grote kom. Doe een jas aan. Dek af en zet 1 tot 4 uur in de koelkast.

6. Plaats voor een houtskoolgrill medium hete kolen rond de grillpan. Zorg dat de koekenpan op middelhoog vuur staat. Giet de kip af, bewaar de marinade. Leg de kip op een

bakplaat boven de grillpan. Bestrijk de kip royaal met de gereserveerde marinade (verwijder overtollige marinade). Dek af en braad gedurende 50 minuten of tot de kip niet meer roze is (175 ° F), draai halverwege het koken. (Op een gasgrill Verwarm de grill voor. Zet het vuur laag tot medium. Pas aan voor indirect koken. Ga verder zoals aangegeven en plaats de kip op het uitgeschakelde fornuis.) Serveer de kippendijen met de salade.

TANDOORI KIPPENPOOTJES MET KOMKOMMERREEPJES

VOORBEREIDING:20 minuten Marineren: 2-24 uur Koken: 25 minuten Bereiding: 4 porties

DE REEPJES ZIJN GEMAAKT VAN CASHEWNOTENRASP, LIMOENSAP, MUNT, KORIANDER EN KOMKOMMER. HET ZORGT VOOR EEN KOEL CONTRAST MET DE HETE EN PITTIGE KIP.

KIP

- 1 ui, fijngehakt
- 1 stuk verse gember van 5 cm, geschild en in vieren gesneden
- 4 knoflookteentjes
- 3 eetlepels olijfolie
- 2 eetlepels vers citroensap
- 1 theelepel dille
- 1 theelepel kurkumapoeder
- ½ theelepel gemalen peper
- ½ theelepel gemalen kaneel
- ½ theelepel zwarte peper
- ¼ theelepel cayennepeper
- 8 kippendijen

GESTREEPTE KOMKOMMER

- 1 kopje cashewnoten (zie recept)
- 1 theelepel vers citroensap
- 1 eetlepel gehakte verse munt
- 1 eetlepel gehakte verse koriander
- ½ tl dille
- ⅛ theelepel zwarte peper
- 1 middelgrote komkommer, geschild, schoongemaakt en in blokjes gesneden (1 kop)
- Plakjes citroenen

1. Combineer ui, gember, knoflook, olijfolie, citroensap, komijn, kurkuma, peper, kaneel, zwarte peper en cayennepeper in een blender. Dek af en mix of verwerk tot een gladde massa.

2. Steek vier of vijf keer in elke poot met de punt van een schilmesje. Doe de drumsticks in een grote hersluitbare plastic zak in een grote kom. Voeg uienmengsel toe; een jas aandoen. Laat 2 tot 24 uur in de koelkast marineren, keer de zak af en toe.

3. Verwarm de kip. Haal de kip uit de marinade. Veeg overtollige marinade van de berken met keukenpapier. Plaats de berk op het rek van een onverbrande grillpan of op een met folie beklede bakplaat. Bak gedurende 15 minuten op 15-20 cm van de warmtebron. Draai de benen om; Laat ongeveer 10 minuten sudderen of tot de kip niet meer roze is (175°F).

4. Om de strepen te maken, combineer cashewnoten, limoensap, munt, koriander, komijn en zwarte peper in een middelgrote kom. Roer de komkommers er voorzichtig door.

5. Serveer de kip met partjes citroen en reepjes.

KIP KERRIE STAMPPOT MET GROENTEN, ASPERGES EN GROENE APPEL MET MUNT

VOORBEREIDING:30 minuten koken: 35 minuten wachten: 5 minuten Bereiding: 4 porties

- 2 eetlepels geraffineerde kokosolie of olijfolie
- 2 kg kipfilet zonder bot, vel optioneel
- 1 kop gesnipperde ui
- 2 eetlepels geraspte verse gember
- 2 eetlepels gehakte knoflook
- 2 eetlepels ongezouten kerriepoeder
- 2 eetlepels gehakte jalapeño, zonder zaadjes (zie advies)
- 4 kopjes kippenbouillon (zie recept) of ongezouten kippenbouillon
- 2 middelgrote zoete aardappelen (ongeveer 1 kg), geschild en in blokjes gesneden
- 2 middelgrote radijzen (ongeveer 6 ons), geschild en fijngehakt
- 1 kopje gehakte tomaten met zaden
- 8 ons asperges, bijgesneden en in stukjes van 1 inch gesneden
- 1 blik 13,5 oz gewone kokosmelk (zoals Nature's Way)
- ½ kopje gehakte verse koriander
- Appelmuntsmaak (zie recept, onderstaand)
- een schijfje citroen

1. Verhit olie in een Nederlandse oven van 6 liter op middelhoog vuur. Bak elke portie kip in hete olie goudbruin, ongeveer 10 minuten. Breng de kip over naar het bord; aan de kant zetten.

2. Zet het vuur laag tot medium. Voeg de ui, gember, knoflook, kerriepoeder en jalapeñopeper toe aan de pot. Kook en roer gedurende 5 minuten of tot de uien gaar zijn. Roer de kippenbouillon, zoete aardappelen, radijsjes en tomaten erdoor. Doe de stukjes kip terug in de pan en laat de kip in

zoveel mogelijk vloeistof weken. Zet het vuur laag tot medium laag. Dek af en laat 30 minuten sudderen of tot de kip niet meer roze is en de groenten gaar zijn. Meng asperges, kokosmelk en koriander. Afvoer van warmte. Laat 5 minuten staan. Snijd indien nodig de kip van de botten om deze gelijkmatig over de serveerschalen te verdelen. Serveer met appel-muntsaus en citroen.

Mint Apple Flavour: Maal ½ kopje ongezoete geraspte kokosnoot tot een poeder in een keukenmachine. Voeg 1 kopje verse korianderblaadjes toe en stoom; 1 kopje verse muntblaadjes; 1 Granny Smith-appel, klokhuis verwijderd en in stukjes gesneden; 2 theelepels gehakte jalapeño, zonder zaadjes (zie_advies_); en 1 eetlepel vers citroensap. Klop tot fijngehakt.

GEGRILDE KIP PAILLARD SALADE MET FRAMBOZEN, BIETEN EN GEGRILDE AMANDELEN

VOORBEREIDING:30 minuten Koken: 45 minuten Marineren: 15 minuten Koken: 8 minuten Voor: 4 porties

- ½ kopje hele amandelen
- 1½ theelepel olijfolie
- 1 middelgrote biet
- 1 medium geel
- 2 kippenborsthelften zonder bot zonder vel 6-8 oz
- 2 kopjes verse of bevroren frambozen, ontdooid
- 3 eetlepels witte of rode wijnazijn
- 2 eetlepels gehakte verse dragon
- 1 eetlepel gehakte bieslook
- 1 theelepel Dijon-mosterd (zie recept)
- ¼ kopje olijfolie
- zwarte pepers
- 8 kopjes lentesalade

1. Verwarm voor de amandelen de oven voor op 200°C. Verdeel de amandelen over een kleine bakplaat en sprenkel er ½ theelepel olijfolie over. Bak ongeveer 5 minuten of tot geurig en goudbruin. Laten afkoelen. (Amandelen kunnen 2 dagen van tevoren worden geroosterd en in een luchtdichte verpakking worden bewaard.)

2. Leg de bieten op een klein stukje folie en sprenkel ½ theelepel olijfolie over elke biet. Wikkel de folie losjes om de radijzen en leg ze op een bakplaat of bord. Bak de bieten in een oven van 400 graden gedurende 40-50 minuten of tot ze zacht zijn wanneer ze met een mes

worden doorboord. Haal uit de oven en laat staan tot het koel genoeg is om te hanteren. Verwijder de huid met een scalpel. Snijd de bieten en zet opzij. (Vermijd de radijzen door elkaar te mengen om te voorkomen dat ze geel worden. U kunt de radijzen 1 dag van tevoren roosteren en in de koelkast bewaren. Laat afkoelen voor u ze eet.)

3. Snijd voor de kip de kipfilets horizontaal doormidden. Leg elk stuk kip tussen twee stukken vershoudfolie. Tik zachtjes met een hamer tot ongeveer ¾ inch dik. Leg de kip in een diep bord en zet opzij.

4. Meng voor de azijn voorzichtig ¾ kopje frambozen in een grote kom met een garde (bewaar de rest voor de salade). Voeg azijn, dragon, sjalotten en Dijon-mosterd toe; Vecht samen. Voeg ¼ kopje olijfolie toe tot fijne lijn, meng goed. Giet ½ kopje azijn over kip; Leg de kip op de mantel (bewaar de overgebleven azijn voor de salade). Marineer de kip 15 minuten op kamertemperatuur. Haal de kip uit de marinade en bestrooi met peper; Gooi de rest van de marinade in de container weg.

5. Plaats de kip voor een houtskool- of gasgrill direct op de grill op middelhoog vuur. Dek af en bak 8 tot 10 minuten of tot de kip niet meer roze is, draai halverwege het koken een keer om. (Kip kan ook in een ovenschaal op het fornuis worden gekookt.)

6. Voeg in een grote kom de resterende sla, bieten en 1¼ kopje frambozen toe. Giet gereserveerde azijn over salade; zachtjes in de jas liggen. Verdeel de salade over vier serveerschalen; elk gegarneerd met gegrilde kipfilet. Plet

de geroosterde amandelen en strooi alles erover. Serveer onmiddellijk.

KIPFILET GEVULD MET BROCCOLI MET VERSE TOMATENSAUS EN CAESARSALADE

VOORBEREIDING: 40 minuten Bereidingstijd: 25 minuten Bereiding: 6 porties

3 eetlepels olijfolie
2 theelepels gehakte knoflook
¼ theelepel gemalen rode peper
1 kg broccoli rave, bijgesneden en fijngehakt
½ kopje gouden zwavelvrije rozijnen
½ kopje water
4 kippenborsthelften zonder botten 5-6 oz
1 kop gesnipperde ui
3 kopjes gehakte tomaten
¼ kopje gehakte verse basilicum
2 theelepels rode wijnazijn
3 eetlepels vers citroensap
2 eetlepels Paleo Mayo (zie recept)
2 theelepels Dijon-mosterd (zie recept)
1 theelepel gehakte knoflook
½ theelepel zwarte peper
¼ kopje olijfolie
10 kopjes gesneden snijsla

1. Verhit 1 eetlepel olijfolie in een grote pan op middelhoog vuur. Voeg geplette knoflook en rode peper toe; Kook en roer gedurende 30 seconden of tot geurig. Voeg gehakte broccoli, rozijnen en ½ kopje water toe. Dek af en kook ongeveer 8 minuten of tot de broccoli geslonken en zacht is. Verwijder het deksel van de pan; laat het teveel verdampen. De rand.

2. Snijd voor het frituren de kipfilet in de lengte doormidden; Plaats elk stuk tussen twee stukken plasticfolie. Sla met de platte kant van een hamer zachtjes op de kip van ongeveer ¼ inch dik. Plaats ongeveer ¼ kopje broccoli rabe-mengsel op het korte uiteinde van elke rol; Rol op, vouw de randen naar binnen zodat de vulling helemaal bedekt is. (Kan 1 dag van tevoren worden gemaakt en in de koelkast worden bewaard tot het gaar is.)

3. Verhit 1 eetlepel olijfolie in een grote pan op middelhoog vuur. Bind de rollen vast met de naad naar beneden. Bak ongeveer 8 minuten of tot ze gelijkmatig bruin zijn, draai ze tijdens het koken twee of drie keer om. Leg de broodjes op een bord.

4. Verhit voor de saus de resterende eetlepel olijfolie in een koekenpan op middelhoog vuur. Voeg uien toe; Kook ongeveer 5 minuten of tot ze doorschijnend zijn. Roer de tomaten en basilicum erdoor. Leg de rolletjes in de pan over de saus. Breng aan de kook op middelhoog vuur; hypothermie. Dek af en laat ongeveer 5 minuten sudderen of tot de tomaten beginnen te pletten maar hun vorm behouden en de broodjes gelijkmatig worden verwarmd.

5. Meng voor de dressing limoensap, paleomayonaise, Dijon-mosterd, knoflook en zwarte peper in een kleine kom. Besprenkel met een kwart kopje olijfolie en klop tot het geëmulgeerd is. Meng in een grote kom de vinaigrette met de gehakte romaine. Verdeel over zes Romeinse borden om te serveren. Snijd de rol en bewaar deze in de romaine; giet er tomatensaus over.

GEGRILDE KIP SHOARMA MET PITTIGE GROENTEN EN PIJNBOOMPITTENSAUS

VOORBEREIDING:20 minuten marineren: 30 minuten koken: 10 minuten voorbereiding: 8 pakjes (4 porties)

- 1½ pond kippenborsthelften zonder botten, zonder vel, in stukjes van 2 inch gesneden
- 5 eetlepels olijfolie
- 2 eetlepels vers citroensap
- 1¾ theelepel dille
- 1 theelepel gehakte knoflook
- 1 theelepel chilipoeder
- ½ theelepel kerriepoeder
- ½ theelepel gemalen kaneel
- ¼ theelepel cayennepeper
- 1 middelgrote courgette, gehalveerd
- 1 kleine aubergine, in plakjes van 1 inch gesneden
- 1 grote gele paprika, gehalveerd en zonder zaadjes
- 1 middelgrote rode ui, in vieren gesneden
- 8 kerstomaatjes
- 8 grote blaadjes avocadosalade
- Geroosterde ananassaus (zie recept)
- Plakjes citroenen

1. Meng voor de marinade 3 eetlepels olijfolie, citroensap, 1 theelepel komijn, knoflook, ½ theelepel paprikapoeder, kerriepoeder, ¼ theelepel kaneel en cayennepeper in een kleine kom. Doe de stukjes kip in een grote hersluitbare plastic zak in een ondiepe schaal. Giet de saus over de kip. Smalle zakken; Schuif de zak over de jas. Marineer 30 minuten in de koelkast, keer de zak af en toe.

2. Haal de kip uit de marinade; verwijder de saus. Rijg de kip aan vier lange spiesen.

3. Leg de courgette, aubergine, paprika en ui op de bakplaat. Besprenkel met 2 eetlepels olijfolie. Bestrooi met ¾ tl komijn, resterende ½ tl paprikapoeder en resterende ¼ tl kaneel; Wrijf de groenten lichtjes in. Snijd de tomaten in twee spiesjes.

3. Leg de kip- en tomaten- en groentespiesjes op de grill op middelhoog vuur voor een houtskool- of gasgrill. Dek af en kook tot de kip niet meer roze is en de groenten licht verkoold en krokant zijn, een keer draaien. Geef de kip 10-12 minuten, de groenten 8-10 minuten en de tomaten 4 minuten.

4. Haal de kip van de spiesen. Versnipper de kip en snijd de courgette, aubergine en paprika in hapklare stukjes. Verwijder het steeltje van de tomaat (niet snijden). Schik de kip en groenten op een bord. Kip en groenten op slablaadjes leggen; besprenkel met geroosterde pijnboompittensaus. Serveer met partjes citroen.

GEBAKKEN KIPFILET MET CHAMPIGNONS, BLOEMKOOL, GEPERSTE KNOFLOOK EN GEGRILDE ASPERGES

VAN BEGIN TOT EIND:Bereiding: 4 porties in 50 minuten

- 4 kipfilethelften zonder been, 10 tot 12 oz, met vel
- 3 kopjes kleine witte knoopjes
- 1 kopje dun gesneden prei of gele ui
- 2 kopjes kippenbouillon (zie recept) of ongezouten kippenbouillon
- 1 glas droge witte wijn
- 1 grote bos verse tijm
- zwarte pepers
- witte azijn (optioneel)
- 1 bloemkool, verdeeld in roosjes
- 12 gepelde knoflookteentjes
- 2 eetlepels olijfolie
- Witte peper of cayennepeper
- 1 kg asperges, gesneden
- 2 theelepels olijfolie

1. Verwarm de oven voor op 400°F. Leg de kipfilets in een rechthoekige ovenschaal van 3 liter; gegarneerd met champignons en prei. Giet kippenbouillon en wijn over kip en groenten. Bestrooi alles met tijm en bestrooi met zwarte peper. Bedek de plaat met aluminiumfolie.

2. Bak gedurende 35 tot 40 minuten of tot een thermometer die in de grill is gestoken 170°F registreert. Verwijder de takjes tijm en gooi ze weg. Voeg eventueel voor het opdienen een beetje azijn toe aan het stoofvocht.

2. Kook ondertussen in een grote pan met kokend water de bloemkool en knoflook ongeveer 10 minuten of tot ze zacht zijn. Giet de bloemkool en knoflook af en bewaar 2 eetlepels kookvocht. Doe de bloemkool en het kookvocht in een keukenmachine of grote kom. Puree* of aardappelpuree; meng met 2 eetlepels olijfolie en voeg toe aan de witte peper. Houd warm tot klaar om te serveren.

3. Verdeel de asperges in een enkele laag over de bakplaat. Sprenkel er 2 theelepels olijfolie over en meng goed. Strooi zwarte peper erover. Bak ongeveer 8 minuten op 400 ° F of tot ze knapperig zijn, één keer roeren.

4. Verdeel de gesneden bloemkool in zes porties. Leg de kip, champignons en prei erop. Besprenkel met een beetje kookvocht; geserveerd met gegrilde asperges.

*Opmerking: als je een keukenmachine gebruikt, pas dan op dat je de bloemkool niet te dun maakt.

THAISE KIPPENSOEP

VOORBEREIDING: 30 minuten Invriezen: 20 minuten Koken: 50 minuten Bereiding: 4-6 porties

TAMARINDE IS EEN VRUCHT MET EEN ZURE SMAAKGEBRUIKT IN DE INDIASE, THAISE EN MEXICAANSE KEUKEN. VEEL COMMERCIEEL BEREIDE TAMARINDEPOEDERS BEVATTEN SUIKER - ZORG ERVOOR DAT U DE SUIKERVRIJE VARIANT KOOPT. KAFFIR-LIMOENBLAADJES ZIJN VERS, INGEVROREN EN GEDROOGD VERKRIJGBAAR OP DE MEESTE AZIATISCHE MARKTEN. ALS JE ZE NIET KUNT VINDEN, VERVANG DAN DE BLADEREN IN DIT RECEPT DOOR 1½ THEELEPEL GEHAKTE CITROENSCHIL.

- 2 takjes citroengras, bijgesneden
- 2 eetlepels ongeraffineerde kokosolie
- ½ kopje gehakte ui
- 3 grote teentjes knoflook, dun gesneden
- 8 kopjes kippenbouillon (zie recept) of ongezouten kippenbouillon
- ¼ kopje ongezoet tamarindepoeder (zoals het merk Tamicon)
- 2 eetlepels norivlokken
- 3 verse chilipepers, in dunne plakjes gesneden met zaadjes intact (zie advies)
- 3 kaffirlimoenblaadjes
- 1 stuk gember van 3 cm, in dunne plakjes gesneden
- 4 6-ounce kippenborsthelften zonder botten
- 1 blik (14,5 ounce) tomatenblokjes, ongezouten, uitgelekt
- 6 ons dunne asperges, bijgesneden en in dunne plakjes gesneden diagonaal in stukken van 1 inch
- ½ kopje verpakte Thaise basilicumblaadjes (zie Opmerking)

1. Hak met de achterkant van een mes de stengel citroengras fijn en knijp hem goed uit. Snijd de gekneusde stengels.

2. Verhit de kokosolie in een braadpan op middelhoog vuur. Voeg citroengras en ui toe; Kook 8 tot 10 minuten, vaak roerend. Voeg knoflook toe; Kook en roer gedurende 2-3 minuten of tot geurig.

3. Voeg kippenbouillon, tamarindepoeder, gehakt zeewier, pepers, limoenblaadjes en gember toe. Ketel; hypothermie. Dek af en kook op laag vuur gedurende 40 minuten.

4. Vries ondertussen de kip 20-30 minuten in of tot hij stevig is. Snijd de kip in dunne plakjes.

5. Zeef de soep door een fijne zeef in een grote pan en druk op de achterkant van een grote lepel om de smaken te scheiden. Vaste stoffen verwijderen. Laat de soep koken. Combineer kip, zongedroogde tomaten, asperges en basilicum. Hypothermie; Kook afgedekt 2-3 minuten of tot de kip gaar is. Serveer onmiddellijk.

GEGRILDE KIP MET CITROENBASILICUM EN SALADE

VOORBEREIDING: 15 minuten Koken: 55 minuten Rusten: 5 minuten Bereiding: 4 porties

SCHIJFJES CITROEN EN SALIEBLAADJESLEG DE KIP ONDER DE HUID, BRENG OP SMAAK TIJDENS HET KOKEN EN CREËER EEN OPVALLEND PATROON ONDER DE KROKANTE, ONDOORZICHTIGE KORST WANNEER DEZE UIT DE OVEN WORDT GEHAALD.

4 kipfilethelften zonder bot (met vel)
1 citroen, zeer dun gesneden
4 grote salieblaadjes
2 theelepels olijfolie
2 theelepels mediterrane kruiden (zie recept)
½ theelepel zwarte peper
2 eetlepels extra vergine olijfolie
2 sjalotten, in plakjes
2 teentjes knoflook, gehakt
4 klemmen, verticaal gesplitst

1. Verwarm de oven voor op 400°F. Maak het vel voorzichtig los met een schilmesje aan beide borsten en laat het aan de andere kant plakken. Leg op elke borst 2 schijfjes citroen en 1 blaadje salie. Duw de huid voorzichtig terug op zijn plaats en zet vast met lichte druk.

2. Doe de kip in een ondiepe pan. Bestrijk de kip met 2 theelepels olijfolie; Bestrooi met mediterrane kruiden en ¼ theelepel peper. Bak ongeveer 55 minuten onafgedekt, of tot de schil goudbruin en krokant is en een

thermometer 170 ° F aangeeft. Laat de kanal 10 minuten rusten voordat je hem serveert.

3. Verhit ondertussen 2 eetlepels olijfolie in een grote pan op middelhoog vuur. Voeg bieslook toe; Kook ongeveer 2 minuten of tot ze doorschijnend zijn. Bestrooi koriander met de resterende ¼ theelepel peper. Voeg de knoflook toe aan de koekenpan. Doe de groenten in de pan, snijd de randen bij. Bak ongeveer 5 minuten of tot ze goudbruin zijn. Knip voorzichtig de punt af; Kook nog 2-3 minuten of tot het gaar is. Geserveerd met kip.

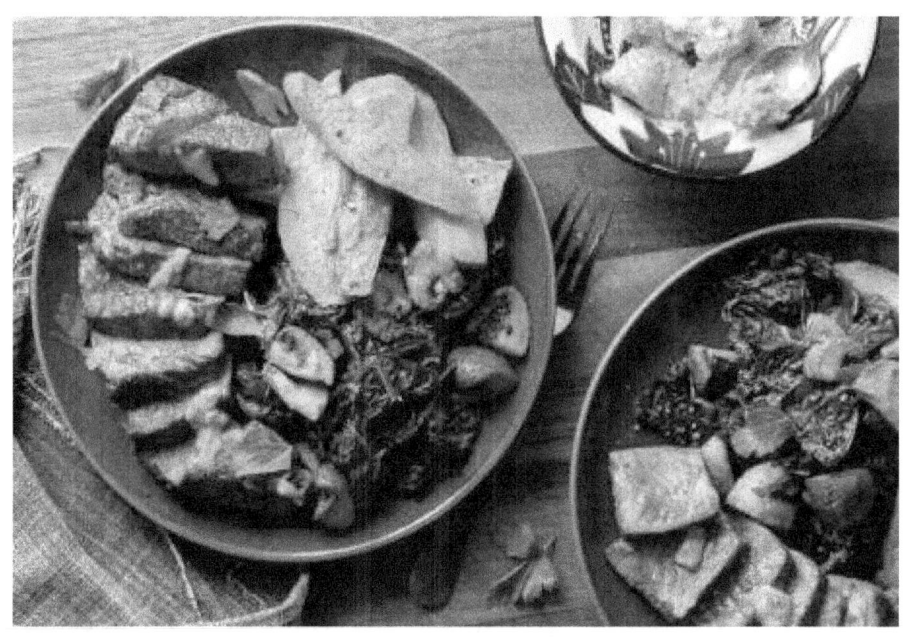

KIP MET UIEN, WATERKERS EN RADIJS

VOORBEREIDING:Bereidingstijd 20 minuten: Bereidingstijd 8 minuten: 30 minuten
Bereiding: 4 porties

HOEWEL GEKOOKTE RADIJZEN MISSCHIEN VREEMD LIJKEN,ZE WORDEN HIER VERS GEKOOKT, NET GENOEG OM DE PEPER WAT ZOETER EN ZOETER TE MAKEN.

3 eetlepels olijfolie

4 kipfilethelften zonder been, 10 tot 12 oz (met vel)

1 eetlepel citroenkruiden (zierecept)

¾ kopje gehakte ui

6 radijsjes, in dunne plakjes

¼ theelepel zwarte peper

½ kopje droge witte vermout of droge witte wijn

⅓ kopje cashewnoten (zierecept)

1 bosje waterkers, wortels gesneden, gehakt

1 eetlepel gehakte verse dille

1. Verwarm de oven voor op 350°F. Verhit de olijfolie in een grote koekenpan op middelhoog vuur. Dep de kip droog met keukenpapier. Bak de kip met de huid naar beneden gedurende 4 tot 5 minuten of tot de huid goudbruin en krokant is. Kip omdraaien; Bak ongeveer 4 minuten of tot ze goudbruin zijn. Leg de kip met de huid naar beneden in een ondiepe ovenschaal. Strooi citroenkruiden over kip. Bak ongeveer 30 minuten of tot een thermometer die in de grill is gestoken 170 ° F registreert.

2. Giet ondertussen alle uitgelekte ingrediënten in de pan, behalve 1 el; verwarm de pan. Voeg ui en radijs toe; Bak ongeveer 3 minuten of tot de knoflook geslonken is. Strooi er peper over. Voeg vermout toe, roer om bruine stukjes

te verwijderen. Ketel; Kook tot het is ingekookt en iets ingedikt. Roer de cashewnoten erdoor; Kookt. Haal de pan van het fornuis; Voeg waterkers en dille toe, roer voorzichtig tot de waterkers zacht wordt. Roer de kippenbouillon erdoor die zich in de ovenschaal heeft opgehoopt.

3. Verdeel het knoflookmengsel over vier borden; zonder kip.

KIP TIKKA MASALA

VOORBEREIDING: 30 minuten Marineren: 4-6 uur Voorbereiding: 15 minuten Koken: 8 minuten Voor: 4 porties

HET IS GEÏNSPIREERD OP EEN ZEER POPULAIR INDIAAS GERECHT MISSCHIEN NIET GEMAAKT IN INDIA, MAAR IN EEN INDIAAS RESTAURANT IN GROOT-BRITTANNIË. TRADITIONELE KIP TIKKA MASALA VRAAGT OM KIP GEMARINEERD IN YOGHURT EN VERVOLGENS AFGEROOMD IN EEN PITTIGE TOMATENSAUS. ZONDER DE SMAAK VAN DE SAUS MET MELK TE VERDUNNEN, SMAAKT DEZE VERSIE BIJZONDER SCHERP. GESERVEERD MET KNAPPERIGE COURGETTE NOODLES IN PLAATS VAN RIJST.

- 1½ kg kippendijen of kipfilets zonder bot, zonder vel
- ¾ kopje natuurlijke kokosmelk (zoals Nature's Way)
- 6 teentjes knoflook, fijngehakt
- 1 eetlepel geraspte verse gember
- 1 theelepel koriander
- 1 theelepel chilipoeder
- 1 theelepel dille
- ¼ theelepel kardemom
- 4 eetlepels geraffineerde kokosolie
- 1 kopje geraspte wortel
- 1 bleekselderij dun gesneden
- ½ kopje gesnipperde ui
- 2 jalapeño- of serranopepers, zonder zaadjes (optioneel) en fijngehakt (zie advies)
- 1 blik (14,5 ounce) tomatenblokjes, ongezouten, uitgelekt
- 1 8-ounce tomatensaus zonder zout
- 1 theelepel ongezouten garam masala
- 3 middelgrote courgettes
- ½ theelepel zwarte peper
- Verse korianderblaadjes

1. Als u kippendijen gebruikt, snijdt u elke dij in drie delen. Als u halve kipfilet gebruikt, snijdt u elke borsthelft in stukjes van 5 cm en snijdt u de dikke delen horizontaal doormidden om ze dunner te maken. Doe de kip in een grote hersluitbare plastic zak; aan de kant zetten. Combineer voor de marinade ½ kopje kokosmelk, knoflook, gember, koriander, paprika, komijn en kardemom in een kleine kom. Giet de marinade over de kip in de zak. Verzegel de zak en draai de kip om te coaten. Plaats de zak in een middelgrote kom; Marineer in de koelkast gedurende 4 tot 6 uur, keer de zak af en toe.

2. Verwarm de kip. Verhit 2 eetlepels kokosolie in een grote pan op middelhoog vuur. Voeg wortels, selderij en uien toe; kook 6 tot 8 minuten of tot de groenten gaar zijn, af en toe roerend. Voeg de jalapeños toe; Kook en roer nog 1 minuut. Voeg zongedroogde tomaten en ketchup toe. Ketel; hypothermie. Laat ongeveer 5 minuten sudderen of tot de saus iets dikker wordt.

3. Giet de kip af, verwijder de marinade. Schik de stukken kip in een enkele laag op het onverwarmde rek van de grillpan. Bak 5 tot 6 inch van het vuur gedurende 8 tot 10 minuten of tot de kip niet meer roze is en halverwege het koken omdraait. Voeg gekookte stukjes kip en resterende ¼ kopje kokosmelk toe aan het tomatenmengsel in de koekenpan. Kook gedurende 1 tot 2 minuten of tot het goed is opgewarmd. warmteafvoer; roer de garam masala erdoor.

4. Snijd de uiteinden van de courgette. Snijd de courgette in lange dunne reepjes met een juliennesnijder. Verhit in een

zeer grote pan de resterende 2 eetlepels kokosolie op middelhoog vuur. Voeg de courgettereepjes en zwarte peper toe. Kook en roer gedurende 2 tot 3 minuten of tot de pompoen nauwelijks gaar is.

5. Verdeel de courgettes over vier borden. Bedek met kipmengsel. Versier met korianderblaadjes.

KIPPENDIJEN RAS EL HANOUT

VOORBEREIDING: 20 minuten Koken: 40 minuten Bereiding: 4 porties

RAS EL HANOUT IS ZEER COMPLEXEN EEN EXOTISCHE MIX VAN MAROKKAANSE KRUIDEN. DE UITDRUKKING BETEKENT "HANDELAAR" IN HET ARABISCH, WAT BETEKENT DAT HET EEN UNIEKE MIX IS VAN DE BESTE KRUIDEN DIE EEN KRUIDENLEVERANCIER TE BIEDEN HEEFT. ER IS GEEN VAST RECEPT VOOR RAS EL HANOUT, MAAR HET BEVAT MEESTAL GEMBER, ANIJS, KANEEL, NOOTMUSKAAT, PEPER, KRUIDNAGEL, KARDEMOM, GEDROOGDE BLOEMEN ZOALS LAVENDEL EN ROOS, NIGELLA EN NOOTMUSKAAT, LAOS EN KURKUMA.

- 1 eetlepel venkelzaad
- 2 theelepels gemalen gember
- 1½ theelepel zwarte peper
- 1½ theelepel gemalen kaneel
- 1 theelepel koriander
- 1 theelepel cayennepeper
- 1 theelepel gemalen peper
- ½ theelepel kruidnagel
- ¼ theelepel nootmuskaat
- 1 theelepel saffraandraad (optioneel)
- 4 eetlepels ongeraffineerde kokosolie
- 8 kippendijen zonder botten
- 1 pakje (8 ons) verse champignons, in plakjes
- 1 kop gesnipperde ui
- 1 kopje gehakte rode, gele of groene paprika's (1 grote)
- 4 Roma-tomaten, ontpit en in stukjes gesneden
- 4 teentjes knoflook, fijngehakt
- 2 blikken 13,5 oz natuurlijke kokosmelk (zoals Nature's Way)
- 3-4 eetlepels vers citroensap
- ¼ kopje gehakte verse koriander

1. Bereid de ras el hanout door de komijn, gember, zwarte peper, kaneel, koriander, cayennepeper, piment, kruidnagel, nootmuskaat en saffraan in een middelgrote pan of een kleine kom te combineren. Maal goed met een stamper of lepel. De rand.

2. Verhit 2 eetlepels kokosolie in een grote pan op middelhoog vuur. Bestrijk de kippendijen met 1 eetlepel ras el hanout. Voeg de kip toe aan de pan; Bak gedurende 5 tot 6 minuten of tot ze goudbruin zijn en draai ze halverwege de kooktijd om. Haal de kip uit de koekenpan; Blijf warm.

3. Verhit in dezelfde koekenpan de resterende 2 eetlepels kokosolie op middelhoog vuur. Voeg champignons, uien, paprika, tomaten en knoflook toe. Kook en roer ongeveer 5 minuten of tot de groenten gaar zijn. Meng de kokosmelk, limoensap en 1 eetlepel ras el hanout. Doe de kip terug in de pan. Ketel; hypothermie. Laat ongeveer 30 minuten sudderen of tot de kip gaar is (175°F).

4. Doe de kip, groenten en saus in kommen. Garneer met koriander.

Opmerking. Bewaar overgebleven Ras el Hanout maximaal 1 maand in een luchtdichte verpakking.

ADOBO KIPPENDIJEN MET CARAMBOLA GESTOOFDE MORNING GLORY

VOORBEREIDING: 40 minuten Marineren: 4-8 uur Koken: 45 minuten Voor: 4 porties

DROOG DE KIP EVENTUEEL AF VOOR HET BRUINEN MET KEUKENPAPIER NA HET VERLATEN VAN DE MARINADE. DE VLOEISTOF DIE OP HET VLEES ACHTERBLIJFT, SPAT IN DE HETE OLIE.

8 kippendijen zonder botten (1½ tot 2 pond), zonder vel
¾ kopje witte azijn of cider
¾ kopje vers sinaasappelsap
½ kopje water
¼ kopje gehakte ui
¼ kopje gehakte verse koriander
4 teentjes knoflook, fijngehakt
½ theelepel zwarte peper
1 eetlepel olijfolie
1 carambola (carambola), in plakjes
1 kop kippenbouillon (zie recept) of ongezouten kippenbouillon
2 9-ounce pakketten verse spinazieblaadjes
Verse korianderblaadjes (optioneel)

1. Plaats de kip in een roestvrijstalen of geëmailleerde braadpan; aan de kant zetten. Meng azijn, sinaasappelsap, water, ui, ¼ kopje koriander, knoflook en gekraakte peper in een middelgrote kom; giet over kip. Dek af en zet 4-8 uur in de koelkast.

2. Verwarm het kippenmengsel in de Nederlandse oven op middelhoog vuur tot het kookt; hypothermie. Dek af en

laat 35 tot 40 minuten sudderen of tot de kip niet meer roze is (175°F).

3. Verhit de olie in een zeer grote pan op middelhoog vuur. Haal de kip met een tang uit de braadpan en schud zachtjes om kookvocht vrij te maken. Bewaar het kookvocht. Grill de kip aan alle kanten, keer regelmatig, tot ze bruin is.

4. Zeef ondertussen het kookvocht uit de saus; terug naar de nederlandse oven. Kookt. Kook ongeveer 4 minuten om iets te verminderen en in te dikken; voeg de stervruchten toe; kook nog 1 minuut. Doe de kip terug bij de saus in de braadpan. warmteafvoer; deksel om warm te blijven.

5. Veeg de pan schoon. Giet de kippenbottenbouillon in de koekenpan. Breng aan de kook op middelhoog vuur; fruit de spinazie. Hypothermie; Kook, onder voortdurend roeren, gedurende 1 tot 2 minuten of tot spinazie net geslonken is. Leg de spinazie op een bord. Top met kip en saus. Bestrooi eventueel met korianderblaadjes.

KIP POBLANO TACOS MET CHIPOTLE MAYONAISE

VOORBEREIDING: 25 minuten Koken: 40 minuten Bereiding: 4 porties

SERVEER DEZE ROMMELIGE MAAR HEERLIJKE TET CAKESSCHEP MET EEN VORK DE VULLING ERUIT DIE TIJDENS HET ETEN VAN DE KOOLBLADEREN VALT.

1 eetlepel olijfolie

2 poblano pepers, zonder zaadjes (optioneel) en fijngehakt (zie advies)

½ kopje gesnipperde ui

3 teentjes knoflook, fijngehakt

1 el ongezouten chilipoeder

2 theelepels komijnzaad

½ theelepel zwarte peper

1 8-ounce tomatensaus zonder zout

¾ kopje kippenbouillon (zie recept) of ongezouten kippenbouillon

1 theelepel gedroogde Mexicaanse oregano, gehakt

1-1½ kg kippendijen zonder vel, zonder bot

10-12 middelgrote of grote koolbladeren

Chipotle Paleo Mayo (zie recept)

1. Verwarm de oven voor op 350°F. Verhit de olie in een grote hittebestendige koekenpan op middelhoog vuur. Voeg poblano peper, ui en knoflook toe; Breng aan de kook en roer gedurende 2 minuten. Combineer chilipoeder, komijn en zwarte peper; Kook en roer nog 1 minuut (verlaag indien nodig het vuur om te voorkomen dat de kruiden verbranden).

2. Voeg ketchup, kippenbouillon en oregano toe aan de koekenpan. Kookt. Leg de kippendijen voorzichtig in het tomatenmengsel. Dek de pan af. Bak ongeveer 40 minuten

of tot de kip gaar is (175 ° F), draai de kip halverwege het koken.

3. Haal de kip uit de koekenpan; laat iets afkoelen. Scheur de kip in hapklare stukjes met twee vorken. Meng in een pan de gemalen kip met het tomatenmengsel.

4. Stop het kipmengsel in de koolbladeren om ervan te genieten; gegarneerd met Chipotle Paleo Mayo.

STOOFPOTJE VAN KIP MET PAKSOI EN WORTELTJES

VOORBEREIDING:15 minuten koken: 24 minuten rust: 2 minuten Bereiding: 4 porties

DE KLEINE KOOL IS ERG DELICAATEN TE SNEL VOLWASSEN GEWORDEN. OM HET KROKANT EN VERS TE HOUDEN - NIET GESLONKEN EN DRASSIG - MOET U ERVOOR ZORGEN DAT HET NIET LANGER DAN 2 MINUTEN IN EEN GESLOTEN (ONVERWARMDE) POT WORDT GESTOOMD VOORDAT U HET SERVEERT.

2 eetlepels olijfolie

1 prei, in plakjes (witte en lichtgroene delen)

4 kopjes kippenbouillon (zie recept) of ongezouten kippenbouillon

1 glas droge witte wijn

1 eetlepel Dijon-mosterd (zie recept)

½ theelepel zwarte peper

1 takje verse tijm

1¼ pond kippendijen zonder botten, zonder vel, in stukjes van 1 inch gesneden

8 ons wortelen, geschild, gesneden en in de lengte gehalveerd, of 2 middelgrote wortelen, in plakjes

2 theelepels gehakte citroenschil (apart)

1 theelepel vers citroensap

Kleine kool met 2 koppen

½ theelepel gehakte verse tijm

1. Verhit 1 eetlepel olijfolie in een grote pan op middelhoog vuur. Bak prei in hete olie gedurende 3-4 minuten of tot het droog is. Voeg de kippenbouillon, wijn, Dijon-mosterd, ¼ theelepel peper en een takje tijm toe. Ketel; hypothermie. Bak gedurende 10 tot 12 minuten of tot de

vloeistof met ongeveer een derde is verminderd. Gooi de takjes tijm weg.

2. Verhit ondertussen de resterende eetlepel olijfolie in een braadpan op middelhoog vuur. Bestrooi de kip met de resterende ¼ theelepel peper. Bak in hete olie gedurende ongeveer 3 minuten of tot ze goudbruin zijn, af en toe roeren. Vet indien nodig verwijderen. Voeg voorzichtig de ingekookte bouillon toe aan de pan en schraap de bruine delen eraf. voeg wortels toe. Ketel; hypothermie. Laat 8 tot 10 minuten sudderen of tot de wortels gaar zijn. Meng citroensap. Snijd de paksoi in de lengte doormidden. (Als de paksoikoppen groot zijn, snijd ze dan in partjes.) Leg de paksoi op de kip in de pan. Dek af en haal van het vuur; laat 2 minuten staan.

3. Giet de stoofpot in een ondiepe kom. Strooi er citroenschil en tijm over.

ROLLETJE KIPSALADE MET CASHEWSAUS EN CHILIPOEDER

VAN BEGIN TOT EIND:45 minuten voorbereiding: 4 tot 6 porties

JE VINDT ER TWEE SOORTENKOKOSOLIE OP DE PLANK - VERFIJND EN SUPER VIERGE OF ONGERAFFINEERD. ZOALS DE NAAM AL DOET VERMOEDEN, IS VIRGIN KOKOSOLIE VERSE, VIRGIN KOKOSOLIE DIE EERST IS GEPERST. HET IS ALTIJD EEN BETERE KEUZE ALS JE OP MIDDELHOOG TOT MIDDELHOOG VUUR KOOKT. GERAFFINEERDE KOKOSOLIE HEEFT EEN HOGER ROOKPUNT, DUS HET MAG ALLEEN WORDEN GEBRUIKT BIJ HET KOKEN OP HOOG VUUR.

1 eetlepel geraffineerde kokosolie

1½ tot 2 pond kippendijen zonder botten, zonder vel, in hapklare stukjes gesneden

3 rode, oranje en/of gele paprika's, ontpit, ontpit en fijngesneden in hapklare reepjes

1 rode ui, in de lengte gehalveerd en in dunne plakjes gesneden

1 theelepel gehakte sinaasappelschil (apart)

½ kopje vers sinaasappelsap

1 eetlepel gehakte verse gember

3 teentjes knoflook, fijngehakt

1 kopje rauwe ongezouten cashewnoten, geroosterd en gehakt (zie advies)

½ kopje gehakte groene uien (4)

8-10 avocado- of slablaadjes

1. Verhit de kokosolie in een grote pan of koekenpan op hoog vuur. Kip toevoegen; Breng aan de kook en roer gedurende 2 minuten. Voeg paprika en ui toe; Kook en roer gedurende 2-3 minuten of tot de groenten zacht beginnen te worden. Haal kip en groenten uit de koekenpan; Blijf warm.

2. Veeg de pan schoon met keukenpapier. Voeg het sinaasappelsap toe aan de koekenpan. Kook ongeveer 3 minuten of tot het water kookt en iets inkookt. Voeg gember en knoflook toe. Breng aan de kook en roer 1 minuut. Doe het kip-paprikamengsel terug in de koekenpan. Meng sinaasappelschillen, cashewnoten en uien. Geserveerd in een koekenpan met slablaadjes.

VIETNAMESE KIP MET KOKOS EN CITROENGRAS

VAN BEGIN TOT EIND:Bereiding: 4 porties in 30 minuten

DEZE SNELLE KOKOSCURRYHET KAN 30 MINUTEN NA HET SNIJDEN OP TAFEL STAAN, WAARDOOR HET DE PERFECTE MAALTIJD IS VOOR EEN DRUKKE WEEK.

1 eetlepel ongeraffineerde kokosolie

4 stengels citroengras (alleen lichte portie)

1 pakje oesterzwammen van 3,2 oz, verpakt

1 grote ui, dun gesneden, gescheiden

1 verse jalapeño, ontpit en fijngehakt (zieadvies)

2 eetlepels gemalen verse gember

3 teentjes knoflook, fijngehakt

1½ kg kippendijen zonder bot, dun gesneden en naar smaak gesneden

½ kopje natuurlijke kokosmelk (zoals Nature's Way)

½ kopje kippenbouillon (zierecept) of ongezouten kippenbouillon

1 el ongezouten rode kerriepoeder

½ theelepel zwarte peper

½ kopje gehakte verse basilicumblaadjes

2 eetlepels vers citroensap

Ongezoete geraspte kokos (optioneel)

1. Verhit de kokosolie in een zeer grote pan op middelhoog vuur. Citroengras toevoegen; Kook en roer gedurende 1 minuut. Voeg champignons, ui, jalapeño, gember en knoflook toe; Kook en roer gedurende 2 minuten of tot de ui zacht is. Kip toevoegen; Bak ongeveer 3 minuten of tot de kip gaar is.

2. Combineer kokosmelk, kippenbouillon, kerriepoeder en zwarte peper in een kleine kom. Voeg de kip toe aan de

pan; Kook gedurende 1 minuut of tot de vloeistof iets is ingedikt. warmteafvoer; Roer de verse basilicum en het limoensap erdoor. Bestrooi desgewenst porties met kokos.

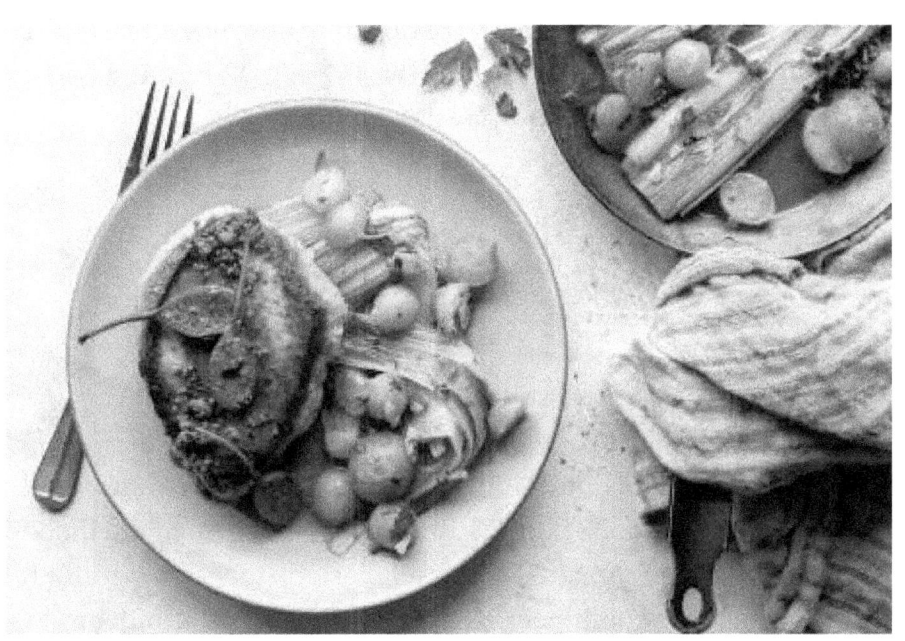

SALADE VAN GEGRILDE KIP EN APPEL

VOORBEREIDING: 30 minuten Koken: 12 minuten Bereiding: 4 porties

ALS JE EEN ZOETERE APPEL WILT, GA MET HONINGWANGEN. ALS JE VAN ZURE APPEL HOUDT, GEBRUIK DAN GRANNY SMITH OF PROBEER EEN COMBINATIE VAN BEIDE VOOR BALANS.

- 3 middelgrote Honeycrisp- of Granny Smith-appels
- 4 eetlepels extra vergine olijfolie
- ½ kopje gehakte bieslook
- 2 eetlepels gehakte verse peterselie
- 1 eetlepel gevogeltekruiden
- 3-4 uitgangen, verdeeld in kwartalen
- 1 kg gemalen kip- of kalkoenfilet
- ⅓ kop gehakte geroosterde hazelnoten*
- ⅓ kopje klassieke Franse vinaigrette (zie recept)

1. Snijd de appel doormidden en verwijder het klokhuis. Schil en hak 1 appel. Verhit 1 theelepel olijfolie op middelhoog vuur. Voeg gehakte appels en bieslook toe; koken tot ze gaar zijn. Combineer peterselie en gevogeltekruiden. Laten afkoelen.

2. Verwijder ondertussen het klokhuis van de resterende twee appels en snijd ze in plakjes. Borstel de snijranden van de appelschijfjes en de resterende olijfolie laag. Combineer het afgekoelde kip- en appelmengsel in een grote kom. Verdeeld in acht delen; Vorm van elk deel een stuk met een diameter van 2 inch.

3. Leg voor een houtskool- of gasgrill de stukken kip en appelschijfjes direct op de grill op middelhoog vuur. Dek af en kook gedurende 10 minuten, keer halverwege de

bereiding een keer om. Voeg de escarole toe, met de snijkant naar beneden. Dek af en kook 2 tot 4 minuten of tot de houtskool licht verkoold is, de appels zacht zijn en de stukjes kip (165°F) gaar zijn.

4. Plet de voering. Verdeel de escarole over vier borden. Leg de stukjes kip, appelschijfjes en hazelnoten erop. Besprenkel met klassieke Franse azijn.

*Tip: Verwarm de oven voor op 350°F om de hazelnoten te roosteren. Verdeel de walnoten in een enkele laag in een ondiepe ovenschaal. Bak gedurende 8 tot 10 minuten of tot ze lichtbruin zijn. Roer een keer om gelijkmatig te koken. Laat de noten iets afkoelen. Leg warme walnoten op een schone theedoek; Wrijf met een handdoek om losse huid te verwijderen.

TOSCAANSE KIPPENSOEP MET KOOLREEPJES

VOORBEREIDING: 15 minuten Kooktijd: 20 minuten Voor: 4 tot 6 porties

EEN LEPEL PESTOSAUS– NAAR KEUZE BASILICUM OF RUCOLA HAALT HET BESTE UIT DEZE HARTIGE ONGEZOUTEN SOEP MET GEVOGELTESMAAK. OM DE BOERENKOOLREEPJES ZO GROEN EN VOEDZAAM MOGELIJK TE HOUDEN, KOOK JE ZE TOT ZE GESLONKEN ZIJN.

- 1 kilo kipgehakt
- 2 eetlepels ongezouten gevogeltekruiden
- 1 theelepel gehakte citroenschil
- 1 eetlepel olijfolie
- 1 kop gesnipperde ui
- ½ kopje geraspte wortel
- 1 kopje gehakte selderij
- 4 teentjes knoflook, fijngehakt
- 4 kopjes kippenbouillon (zie recept) of ongezouten kippenbouillon
- 1 blik 14,5 oz geroosterde tomaten, ongezouten, ongedroogd
- 1 bos Lacinato (Toscaanse) kool, steel verwijderd, in reepjes gesneden
- 2 eetlepels vers citroensap
- 1 theelepel gehakte verse tijm
- Basilicum- of pestosaus (zie kook recept)

1. Combineer gemalen kip, gevogeltekruiden en citroenschil in een middelgrote kom. Mengen.

2. Verhit de olijfolie in een braadpan op middelhoog vuur. Voeg het mengsel van kip, ui, wortel en selderij toe; kook 5-8 minuten of tot de kip niet meer roze is, roer met een houten lepel om het vlees los te maken en voeg op het laatste moment de teentjes knoflook toe. Voeg

kippenbouillon en tomaten toe. Ketel; hypothermie. Dek af en kook op laag vuur gedurende 15 minuten. Meng kool, citroensap en tijm. Dek af en laat ongeveer 5 minuten sudderen of tot de kool droog is.

3. Schep voor het serveren de soep in kommen en bestrooi met basilicum of rucolapesto.

KIPPEN LARVEN

VOORBEREIDING:Koken 15 minuten: 8 minuten Koelen: 20 minuten Voor: 4 porties

DEZE VERSIE VAN HET BEROEMDE THAISE GERECHTGESERVEERD OP SLABLAADJES, ZIJN DE GEMALEN KIP EN GROENTEN LICHT EN SMAAKVOL ZONDER DE SUIKER, ZOUT EN VISSAUS (RIJK AAN NATRIUM) DIE MEESTAL OP DE INGREDIËNTENLIJST STAAN. KNOFLOOK, THAISE CHILI, CITROENGRAS, CITROENSCHIL, LIMOENSAP, MUNT EN KORIANDER ZIJN EEN MUST.

- 1 eetlepel geraffineerde kokosolie
- 2 kg gemalen kip (95% magere of gemalen borst)
- 8 ons champignons, gehakt
- 1 kop gehakte rode ui
- 1-2 Thaise chilipepers, zonder zaadjes en fijngehakt (zie advies)
- 2 eetlepels gehakte knoflook
- 2 eetlepels fijngehakt citroengras*
- ¼ theelepel gemalen kruidnagel
- ¼ theelepel zwarte peper
- 1 eetlepel gehakte citroenschil
- ½ kopje vers citroensap
- ⅓ kopje fijngehakte verse muntblaadjes
- ⅓ kopje verse koriander, gehakt
- Snij 1 krop bladsla

1. Verhit de kokosolie in een zeer grote pan op middelhoog vuur. Voeg gemalen kip, champignons, uien, paprika, knoflook, citroengras, kruidnagel en zwarte peper toe. Laat 8 tot 10 minuten koken of tot de kip gaar is. Roer met een houten lepel om het vlees tijdens het koken te breken. Draai aan indien nodig. Breng het kippenmengsel over in een zeer grote kom. Laat ongeveer 20 minuten afkoelen of

tot het enigszins is opgewarmd tot kamertemperatuur, af en toe roeren.

2. Roer citroenschil, limoensap, munt en koriander door het kipmengsel. Serveer op slablaadjes.

*Tip: Voor het snijden van citroengras heb je een zeer scherp mes nodig. Snijd de houtachtige stengels aan de basis en de sterke groene bladeren aan de bovenkant. Verwijder de twee harde buitenste lagen. Je zou een stuk citroengras moeten hebben van ongeveer 15 cm lang en bleek geelachtig wit. Snijd de stengel horizontaal doormidden en snij vervolgens beide zijden opnieuw. Snijd elke stengel in zeer dunne plakjes.

KIPBURGER MET SZECHWAN CASHEWSAUS

VOORBEREIDING: 30 minuten kooktijd: 5 minuten kooktijd: 14 minuten Voor: 4 porties

CHILI-OLIE VERKREGEN DOOR VERHITTINGOLIJFOLIE VAN GEMALEN RODE PEPER KAN OOK OP ANDERE MANIEREN WORDEN GEBRUIKT. GEBRUIK HET OM VERSE GROENTEN TE ROOSTEREN OF BESPRENKEL HET MET CHILI-OLIE VOOR HET BRADEN.

- 2 eetlepels olijfolie
- ¼ theelepel gemalen rode peper
- 2 kopjes rauwe cashewnoten, geroosterd (zie advies)
- ¼ kopje olijfolie
- ½ kopje gehakte courgette
- ¼ kopje gehakte bieslook
- 2 teentjes knoflook, gehakt
- 2 theelepels gehakte citroenschil
- 2 theelepels geraspte verse gember
- 1 kg gemalen kip- of kalkoenfilet

SICHUAN CASHEWSAUS

- 1 eetlepel olijfolie
- 2 eetlepels gesnipperde ui
- 1 eetlepel geraspte verse gember
- 1 theelepel Chinees vijfkruidenpoeder
- 1 theelepel vers citroensap
- 4 groene blaadjes of blaadjes avocadosalade

1. Combineer voor de chili-olie olijfolie en geplette rode peper in een kleine steelpan. Laat 5 minuten sudderen. warmteafvoer; Laten afkoelen.

2. Doe voor de cashewboter de cashewnoten en 1 el olijfolie in een blender. Dek af en mix tot het romig is, schraap indien nodig de zijkanten naar beneden en voeg 1 el olijfolie per keer toe, tot ¼ kopje is gebruikt en de boter erg zacht is; aan de kant zetten.

3. Meng in een grote kom de courgette, sjalotten, knoflook, citroenschil en 2 theelepels gember. Voeg gemalen kip toe; Mengen. Vorm het kippenmengsel in vier ½-inch dikke pasteitjes.

4. Voor een houtskool- of gasgrill: plaats de steak direct op middelhoog vuur op een ingevette grill. Dek af en kook 14 tot 16 minuten of tot ze zacht zijn (165 ° F), draai halverwege het koken.

5. Verhit ondertussen voor de saus de olijfolie in een kleine steelpan op middelhoog vuur. Voeg groene ui en 1 theelepel gember toe; Kook op middelhoog vuur gedurende 2 minuten of tot de uien gaar zijn. Voeg ½ kopje cashewboter toe (cashewboter blijft maximaal 1 week in de koelkast), chili-olie, citroensap en vijfkruidenpoeder. Kook nog 2 minuten. Afvoer van warmte.

6. Serveer gehaktballetjes met slablaadjes. Giet over de saus.

VERPAKTE KALKOEN

VOORBEREIDING: 25 minuten Rusten: 15 minuten Koken: 8 minuten Bereiding: 4-6 porties

"BAHARAT" BETEKENT SIMPELWEG "SPECERIJ" IN HET ARABISCH. EEN POPULAIR KRUID IN DE KEUKEN VAN HET MIDDEN-OOSTEN, HET WORDT VAAK GEBRUIKT OM VIS, GEVOGELTE EN VLEES IN TE WRIJVEN, OF GEMENGD IN OLIJFOLIE EN GEBRUIKT ALS GROENTEMARINADE. EEN COMBINATIE VAN WARME ZOETE KRUIDEN ZOALS KANEEL, KOMIJN, KORIANDER, KRUIDNAGEL EN PAPRIKA MAKEN HET TOT EEN KENMERKENDE SMAAK. DE TOEVOEGING VAN GEDROOGDE MUNT VOEGT EEN TURKS TINTJE TOE.

- ⅓ kopje gehakte zwavelvrije gedroogde abrikozen
- ⅓ kopje gehakte gedroogde vijgen
- 1 eetlepel ongeraffineerde kokosolie
- 1½ kg gehakte kipfilet
- 3 kopjes gehakte prei (alleen witte en lichtgroene delen) (3)
- ⅔ middelgrote groene en/of rode paprika, in dunne reepjes
- 2 eetlepels Baharat kruiden (zie recept, onderstaand)
- 2 teentjes knoflook, gehakt
- 1 kop gehakte tomaten zonder zaadjes (2 medium)
- 1 kop in blokjes gesneden komkommer (½ medium)
- ½ kopje gepelde pistachenoten, ongezouten geroosterd (zie advies)
- ¼ kopje gehakte verse munt
- ¼ kopje gehakte verse peterselie
- 8-12 grote avocadobladeren of Bibb-sla

1. Doe de abrikozen en vijgen in een kleine kom. Voeg ⅔ kopje kokend water toe; laat 15 minuten staan. Giet af en bewaar ½ kopje vloeistof.

2. Verhit ondertussen de kokosolie in een grote pan op middelhoog vuur. Voeg gemalen kip toe; Kook gedurende 3 minuten, roer met een houten lepel om het vlees tijdens het koken te breken. Voeg prei, paprika, baharati-kruiden en knoflook toe; Kook en roer ongeveer 3 minuten of tot de kip gaar is en de paprika's zacht zijn. Voeg abrikozen, vijgen, gereserveerde vloeistof, tomaten en komkommers toe. Kook en roer ongeveer 2 minuten of tot de tomaten en komkommers beginnen te pletten. Meng pistachenoten, munt en peterselie.

3. Serveer kip en groenten op slablaadjes.

Baharat-kruiden: doe 2 eetlepels mononatriumglutamaat in een kleine kom; 1 theelepel zwarte peper; 2 theelepels droge munt, fijngemalen; 2 theelepels gemalen dille; 2 theelepels gemalen koriander; 2 theelepels kaneelpoeder; 2 theelepels gemalen kruidnagel; 1 theelepel nootmuskaat; en 1 theelepel kardemom. Bewaar in een luchtdichte verpakking bij kamertemperatuur. Maakt ongeveer ½ kopje.

SPAANSE CORNISH-KIPPEN

VOORBEREIDING:10 minuten Koken: 30 minuten Koken: 6 minuten Voor: 2 tot 3 porties

DIT RECEPT KAN NIET EENVOUDIGER- EN DE RESULTATEN ZIJN ABSOLUUT VERBLUFFEND. VEEL ROKERIGE PAPRIKA, KNOFLOOK EN CITROEN GEVEN DEZE VOGELTJES EEN GROTE SMAAK.

- 2 Cornish-kippen van 1½ pond, ontdooid indien bevroren
- 1 eetlepel olijfolie
- 6 teentjes knoflook, fijngehakt
- 2-3 eetlepels gerookte paprika
- ¼ theelepel cayennepeper (optioneel)
- 2 citroenen, in vieren
- 2 eetlepels gehakte verse peterselie (optioneel)

1. Verwarm de oven voor op 375°F. Een wild haan kan met een keukenschaar of een scherp mes in tweeën worden gesneden, waarbij de smalle ruggengraat aan beide kanten wordt doorgesneden. Draai het gevogelte om en halveer de kip op de borstbeenderen. Verwijder de achterhand, verwijder de huid en het vlees, scheid de dijen van de borsten. Houd de vleugels en borst intact. Wrijf de stukken kip uit Cornwall in met olijfolie. Strooi er gehakte knoflook over.

2. Leg de stukken kip met het vel naar boven in een zeer grote ovenschaal. Garneer met gerookt paprikapoeder en cayennepeper. Pers 1/4 citroen uit voor kip; Voeg de partjes citroen toe aan de koekenpan. Draai de stukken kip met de huid naar beneden in de koekenpan. Dek af en kook gedurende 30 minuten. Haal de pan uit de oven.

3. Verwarm de kip. Draai de stukken met een tang. Pas het ovenrooster aan. Kook 4 tot 5 inch op het vuur gedurende 6 tot 8 minuten, tot de huid goudbruin is en de kip gaar is (175 ° F). Besprenkel met kookvocht. Bestrooi eventueel met peterselie.

PISTACHE GEROOSTERDE KIPPEN UIT CORNWALL MET RUCOLA, ABRIKOZEN EN DILLE

VOORBEREIDING:30 minuten Koelen: 2 tot 12 uur Koken: 50 minuten Laten staan: 10 minuten Voor: 8 porties

VERWERKTE PISTACHEPESTOPETERSELIE, TIJM, KNOFLOOK, SINAASAPPELSCHIL, SINAASAPPELSAP EN OLIJFOLIE WORDEN VOOR HET MARINEREN AAN ELKE VOGEL TOEGEVOEGD.

- 4 kippen uit Cornwall 20-24 oz
- 3 kopjes rauwe pistachenoten
- 2 eetlepels gehakte Italiaanse peterselie (plat blad)
- 1 eetlepel gehakte tijm
- 1 groot teentje knoflook, fijngehakt
- 2 theelepels gehakte sinaasappelschil
- 2 eetlepels vers sinaasappelsap
- ¾ kopje olijfolie
- 2 grote uien, dun gesneden
- ½ kopje vers sinaasappelsap
- 2 eetlepels vers citroensap
- ¼ theelepel versgemalen zwarte peper
- ¼ theelepel droge mosterd
- 2 pakjes rucola 5 oz
- 1 grote dille, fijn geraspt
- 2 eetlepels dilleblaadjes, gehakt
- 4 abrikozen, ontpit en in dunne plakjes gesneden

1. Reinig de binnenkamers van de Cornish kippen. Bind de spelden vast met 100% katoenen keukentouw. Trek de vleugels onder het lichaam; aan de kant zetten.

2. Doe de pistachenoten, peterselie, tijm, knoflook, sinaasappelschil en sinaasappelsap in een blender of keukenmachine. Verwerk totdat er een pasta ontstaat. Voeg terwijl de processor draait ¼ kopje olijfolie toe in een langzame, gestage stroom.

3. Open de huid van de kipfilet met je vingers om een zak te creëren. Verdeel een kwart van het pistachemengsel onder de huid. Herhaal met de rest van het kip-pistachemengsel. Verdeel een gesneden ui over de bodem van de schaal; Leg de kipfilet op de ui. Dek af en zet 2 tot 12 uur in de koelkast.

4. Verwarm de oven voor op 425°F. Rooster de kippen gedurende 30 tot 35 minuten of tot een direct afleesbare thermometer die in de binnenkant van de dij is gestoken, 175 ° F registreert.

5. Meng ondertussen in een kleine kom het sinaasappelsap, limoensap, peper en mosterd om de dressing te maken. Mengen. Voeg langzaam de resterende ½ kopje olijfolie toe in een gelijkmatige stroom, constant kloppend.

6. Meng voor de salade de rucola, komijn, venkelblaadjes en abrikozen in een grote kom. Overgoten met saus; goed schot. Reserveer een extra cassette voor een ander gebruik.

7. Haal de kip uit de oven; tent losmaken met folie en 10 minuten laten staan. Verdeel de salade gelijkmatig over acht serveerschalen om te serveren. Snijd de kip in de lengte doormidden; Leg de helft van de kip op de salade. Serveer onmiddellijk.

www.ingramcontent.com/pod-product-compliance
Lightning Source LLC
Chambersburg PA
CBHW070421120526
44590CB00014B/1484